Voegeli

Homöopathische Therapie der Kinderkrankheiten

Inhalt

Vorwort

Mit der vorliegenden Arbeit über „Kinderkrankheiten" wäre ein neues Kapitel geschrieben, welches die Homöopathie vom klinischen Gesichtspunkte aus darstellt. Die Bezeichnung „klinisch" fällt mir allerdings nicht ganz leicht, denn in dem Sinne, wie dies die Schulmedizin auffaßt, ist „klinisch" hier nicht gemeint, indem wir ja den Patienten behandeln und nicht die klinischen Krankheitsformen, welch letztere der Kranke gemäß der ihm innewohnenden Gesetze erzeugt. Diese Krankheitsformen, von der Schulmedizin nach Namen klassiert, haben keine Selbständigkeit als Wesenheiten, sondern treten nur auf als F u n k t i o n des k r a n k e n Organismus, wie ich dies schon hinreichend in den vorangehenden Arbeiten erläutert habe, weshalb sich hier eine nähere Erläuterung dieses Gegenstandes erübrigt.

Es sei aber nochmals betont, daß der homöopathische Arzt niemals die klinische Form der Krankheit behandeln darf, sondern stets den ganzen Menschen berücksichtigen muß, d. h. seine P s y c h e , seine D i s p o s i t i o n e n , sein V e r h a l t e n gegen äußere Einflüsse wie Hitze, Kälte, Witterungswechsel, Nahrungsmittel usw., ferner seine V o r l i e b e für gewisse Nahrungsmittel usw. Nur durch genaue Eruierung aller dieser Umstände erkennen wir die feinere vitale Struktur des Organismus, der eine bestimmte Form von Krankheit erzeugt hat.

Diese Serie der klinischen Darstellungen wurde begonnen mit den rheumatischen Erkrankungen, und ich hatte schon damals die allerdings nur von geringen Hoffnungen getragene Absicht, weitere Darstellungen folgen zu lassen und, wenn mir noch eine hinreichende Anzahl von Lebensjahren bei guter Gesundheit beschert wäre, eine Art Enzyklopädie zu schreiben über das ganze Gebiet, das der homöopathischen Behandlung zugänglich ist, d. h. sozusagen über die gesamte innere Medizin, zuzüglich einiger Spezialitäten. Da dieses Gebiet aber so umfangreich ist, daß es einem Einzelnen kaum möglich erscheint, es allein zu bearbeiten, zumal, wenn er neben der wissenschaftlichen Publikation noch eine ausgedehnte Praxis zu bewältigen hat, so wagte ich nicht, von diesem Plan zu sprechen. Meine Kraft schien mir so gering, daß es mir unwahrscheinlich erschien, eine so gewaltige Aufgabe durchführen zu können.

Nachdem nun aber mit dieser Arbeit schon der dritte Band dieser Serie erscheint, glaube ich doch, meine Absicht bekanntgeben zu dürfen, zumal sich auch meine Gesundheit, die infolge einer schweren Vergiftung jahrelang dar-

niederlag, wieder ungemein gekräftigt hat, so daß ich wieder voll arbeits-
fähig bin, wie je zuvor. Wenn ich mich trotz meiner 65 Jahre immer wieder
dieser intensiven Arbeit unterziehe, welche eine solche Tätigkeit mit sich
bringt, einer Arbeit, die auch in den sogenannten Ferien keine ernstliche
Unterbrechung erleidet, so geschieht dies deswegen, weil ich mich moralisch
verpflichtet fühle, alles für die Homöopathie zu tun, was in meiner Macht
liegt; keineswegs aus Ehrgeiz oder derartigen äußerlichen Motiven, denn ich
erwarte weder Lorbeeren noch eine Professur und würde sie auch nicht
annehmen, wenn man mir eine solche offerierte, sondern einfach deswegen,
weil ich den Eindruck habe, mit der Homöopathie unendlichen Segen gestiftet
und Tausende von Verzweifelten wieder zu glücklichen Menschen gemacht zu
haben, dies, nachdem sie vergeblich bei der Schulmedizin Hilfe gesucht hatten.
Einer dieser Glücklichen bin ich selbst, weiß ich doch von meinem schon in der
frühesten Jugend aufgetretenen Magenleiden überhaupt nichts mehr. Auch
der Rheumatismus, der mich schon mit 20 Jahren äußerst stark plagte, hält
sich so, daß ich immer noch Bergtouren machen kann, während ohne Homöopathie zweifellos selbst kleinere Spaziergänge nicht mehr möglich wären.
Und was die bereits genannte Vergiftung mit *Phosphor* anbetrifft, so bin ich
sozusagen sicher, daß ich es der Homöopathie verdanke, wenn ich überhaupt
noch am Leben bin, ja, was noch viel wichtiger ist, daß ich allmählich stufen-
weise mit jedem neuen Mittel wieder in die Höhe gekommen bin bis zur an-
scheinend völligen Wiederherstellung. Den Beweis, daß es zu 90% die Homöopathie war, der ich dieses Resultat verdanke, könnte ich führen, doch liegt dies
jenseits des Rahmens eines Vorworts. Jedenfalls haben mir Mittel aus der
Schule nie etwas genützt, oft noch geschadet.

Angesichts aller dieser Umstände könnte ich es nicht verantworten, in den
Ruhestand zu treten und mein Leben nach egoistischen Gesichtspunkten ein-
zurichten, wiewohl es mir wohl behagen würde, zu spazieren und Liebhabe-
reien nachzugehen. Erfahrungen und Überzeugungen verpflichten, und so
arbeite ich weiter an dem mir vorgenommenen Werke in der Hoffnung, es
noch ein Stück weit vorwärtszubringen, so daß vielleicht später ein anderer,
wenn möglich ein noch fähigerer Homöopath, den Mut aufbringt, das Unvoll-
endete zu ergänzen.

Ich bilde mir gewiß nicht ein, mit dieser Serie vollkommene Werke zu
hinterlassen. Aber sie dürften dem homöopathischen Arzte doch nützlich
sein, den einen oder andern Schulmediziner zum Studium der Homöopathie
veranlassen und könnten vielleicht später einem tüchtigen Nachfolger als Vor-
lage dienen, um das ganze Gebiet noch besser zu bearbeiten. So hoffe ich also,
daß meine Tätigkeit der Homöopathie dienlich ist und der kranken Menschheit zum Segen gereicht, womit alle meine Wünsche erfüllt und die Schweiß-
tropfen nicht umsonst geflossen sind.

Aber noch eine Schuld bleibt mir abzutragen, nämlich eine Dankesschuld an Herrn Karl F. Haug, meinem rührigen, mutigen und produktiven Verleger, ferner an meine Tochter, Frau Dr. Th. Stockmann. Ohne die großen Qualitäten meines Verlegers und ohne die Mithilfe meiner Tochter, die vor allem die Schreibarbeiten größtenteils besorgte, wäre es mir nicht möglich gewesen, das Werk so weit voranzutreiben, wie es bisher gediehen ist. Dessen bin ich mir voll bewußt und daher meinen herzlichsten Dank den beiden wertvollen Mitarbeitern.

Pully (Waadt), den 8. November 1963

Dr. med. A. Voegeli

Einleitung

Wenn die chronischen Formen der rheumatischen Krankheiten[1] meist eine bemerkenswerte Ausdauer erfordern, um zu einem befriedigendem Resultat zu gelangen, so vollzieht sich der Umschwung im Sinne der Heilung schon viel rascher und leichter bei den in meinem nächstfolgenden Buche behandelten Erkrankungen des Magens, der Leber und der Galle[2]. Noch viel rascher und leichter aber gelingen die Heilungen bei den Kinderkrankheiten, einem Gebiet, das man geradezu als Eldorado der Homöotherapie betrachten kann. Dies rührt meines Erachtens daher, daß bei den Kindern die Krankheiten noch im dynamischen Stadium sind und schwerere, irreversible Organveränderungen sich meist noch nicht eingestellt haben. Die Homöopathie, neben der Akupunktur die einzige Methode, welche imstande ist, das pathologisch-dynamische (funktionelle) Geschehen zur Norm zurückzuführen, vermag hier das Übel mit fast 100%igem Erfolg an der Wurzel anzupacken. Da die möglicherweise bereits eingetretenen pathologischen Zustände der Organe hier noch nicht fixiert sind, werden sie meist in kürzester Zeit zur Norm zurückgeführt. Voraussetzung hierfür ist allerdings, daß die Homöopathie nach den ihr innewohnenden Regeln ausgeübt wird und n i c h t nach den Grundsätzen der Schulmedizin. Denn was wir und jede causale Medizin anstreben müssen, ist nicht die Unterdrückung der Symptome, noch die Ausmerzung erkrankter Organe, sondern die Rückführung des pathologischen Geschehens zur Norm, womit die Ursache der Krankheit beseitigt ist und dieselbe ausheilt.

Es kommt gelegentlich vor, daß ein Kinderarzt, beeindruckt durch die rasche Heilung einer chronisch rezidivierenden Angina oder einer Herterschen Krankheit, mich bittet, den Namen des Mittels zu nennen, welches die betreffende Erkrankung so radikal kurierte, während vorher seine nach den Regeln der offiziellen Kunst ausgeübte Therapie vollkommen versagt hatte, denn er möchte dieses in analogen Fällen auch verordnen. Ich muß ihn dann jeweils darüber belehren, „daß es weder ein Mittel gegen chronisch rezidivierende Anginen noch eines gegen die Hertersche Erkrankung gibt, sondern nur ein solches gegen die fehlerhaften Vitalreaktionen des betreffenden Patienten. Ferner, daß diese Fehlreaktionen jeweils sorgfältig auf Grund der wahlanzeigenden Symptome ermittelt werden müßten und daß diese letzteren keinesfalls identisch seien mit jenen Veränderungen, auf Grund deren er gewohnt sei, die Diagnose zu stellen, und die ihm bisher als besonders wichtig erschienen seien. Wenn er eine einzige Kinderkrankheit behandeln wolle, bleibe ihm nichts anderes übrig, als die ganze Homöopathie zu erlernen".

---

1) VOEGELI, A.: Die rheumatischen Erkrankungen. 3. Aufl., Karl F. Haug Verlag, Heidelberg 1981.
2) – : Magen-, Leber- und Galle-Erkrankungen. 2. Aufl., Karl F. Haug Verlag, Heidelberg 1981.

Bisher habe ich allerdings noch nie die Genugtuung erlebt, daß sich einer dieser Spezialisten ernstlich hinter diese neue Therapie gemacht hätte. Selbst ein Facharzt für Kinderkrankheiten, der in meiner Nähe wohnt und den ich mit Erfolg wegen einer schweren, chronischen Affektion behandelt hatte, die geradezu seine weitere Berufstätigkeit in Frage gestellt hatte, der mir auch öfters Fälle aus seiner Kinderpraxis schickt und stets begeistert von den Resultaten ist, ja auf dessen Empfehlung hin ich der Kinderarzt s e i n e r g a n z e n V e r w a n d t s c h a f t geworden bin, konnte sich bisher nicht entschließen, trotz wiederholter Aufforderung meinerseits, sich selbst der Homöopathie zuzuwenden, obwohl er es gern täte. Was die Ursache ist für diese Zurückhaltung, konnte ich bisher nicht sicher ermitteln. Zum Teil spielt wohl die Überarbeitung eine Rolle, zum Teil auch die Angst vor Mißerfolgen mit einer neuen, ihm noch nicht geläufigen Therapie, und bei vielen wird es wohl auch noch eine Rolle spielen, daß es viel bequemer ist, die breite Heerstraße der Schulmedizin zu beschreiten, auf der alle andern wandeln, als die oft dornenreichen Steilpfade, welche die unabhängig denkenden Geister beschreiten, zu erklimmen.

Wie eindrucksvoll die Homöopathie wirken kann, zeigt sich beispielsweise in frappanter Weise bei der Herterschen Erkrankung. Oft werde ich da von Müttern konsultiert, die jahrelang Woche für Woche ein- bis zweimal den Kinderarzt rufen mußten, der immer wieder neue Diätformen verschrieb, stets mit großer Belastung der Mutter, die dadurch eine ungeheure Mehrarbeit hatte, aber dies alles mit durchaus ungenügendem Erfolge, indem aus dem unbedeutendsten Anlaß heraus — und oft auch ohne einen solchen — Rückfälle eintraten. Solche Mütter bekommen oft mit der Zeit eine eigentliche Psychose. Dazu wird das Kind schlecht erzogen, indem sich selbstverständlich alles um dessen Wohlbefinden dreht. In der Regel ist eine solche Erkrankung mit Homöopathie nach 2 bis 3 Konsultationen e n d g ü l t i g e r l e d i g t. Um die Diät bekümmere ich mich überhaupt nicht, sondern empfehle lediglich der Mutter, zunächst noch die Diät zu verabreichen, welche der Kinderarzt zuletzt verschrieben habe, allmählich Zulagen zu geben je nach Verträglichkeit und dann zur normalen Kost überzugehen, sobald das Kind diese vertrage. Innerhalb 1 bis 2 Monaten ist es sozusagen bei 100% der Fälle möglich, dem Kinde eine vollständig normale Kost zu geben, die es dann anstandslos verträgt.

Eine andere Gruppe von höchst dankbaren Erkrankungszuständen sind die ständig rezidivierenden Katarrhe wie Schnupfen, Bronchitiden, Anginen, überhaupt die Erkältlichkeit der Kinder. Durch die heute übliche Behandlung mit den Antibioticis wird selbstverständlich diese Erkältlichkeit nicht behoben, sondern im Gegenteil verschlimmert, denn sie beruht auf einer verminderten Widerstandsfähigkeit des kindlichen Organismus, der sich der meist ubiquitären Viren oder Bazillen nicht hinreichend erwehren kann. Vernichtet man sie, wie dies mit den Antibioticis geschieht, so vermag man wohl das Kind meist für kurze Zeit von den Infekten zu befreien, aber die Widerstandsfähigkeit wird keineswegs gehoben, sondern sie sinkt eher noch tiefer und das Resultat ist ein Circulus vitiosus, aus dem das Kind meist nicht mehr herauskommt. Mit der Homöopathie gelingt es, sofern sie richtig angewendet wird, fast in allen Fällen, eine normale Widerstandskraft zu erzielen und das Kind von seiner Anfälligkeit zu befreien —. Es bekommt dann keinen Schnupfen mehr, selbst wenn es mit anderen Kindern, die an dieser Affektion leiden, in Berührung kommt. Das ist das Ideal einer Behandlung. Denn der Mensch ist umgeben von Feinden, und nur, wenn er sich deren erwehren kann, vermag er gesund zu bleiben. Alle direkte Bekämpfung der Krankheitserreger erscheint mir, auf Grund meiner homöopathischen Erfahrung, vollständig illusorisch, ja geradezu schädlich, es sei denn, daß es sich um ganz lebensbedrohliche Zustände handelt, bei denen selbstverständlich die Erhaltung des Lebens der höchste Grundsatz bleiben muß. Persönlich komme ich aber selbst im Laufe von Jahren kaum je einmal in die Lage, andere als homöopathische Mittel verordnen zu müssen, denn auch in ganz schweren Fällen vermögen letztere, wenn richtig ausgewählt, die Wendung zum Guten herbeizuführen.

Es ist also wiederum zu betonen, daß die Mittelwahl sich nicht nach der klinischen Diagnose richten kann, sondern auf Grund der Gesamtheit aller wahlanzeigenden Symptome vorgenommen werden muß. Welches in jedem Falle die wahlanzeigenden Symptome sind, das ist ein Ergebnis der Erfahrung und Beobachtung. Bücher wie das Vorliegende sind daher weniger als eigentliche homöopathische Lehrbücher, sondern als m n e m o t e c h n i s c h e H i l f s m i t t e l zu betrachten. Sie dienen dem Arzt insofern, als er sich mit deren Hilfe vollständiger und rascher über die bei jedem Krankheitsfall in Betracht kommenden Mittel orientieren kann, infolgedessen Zeit spart. Es gibt aber stets Fälle, bei denen andere Mittel in Betracht kommen als diejenigen, welche unter den einzelnen Krankheiten angegeben sind. Hier muß jeweils eine vollständige Repertorisation vorgenommen und auf diese Weise das Mittel bestimmt werden.

Was die Anordnung des Stoffes anbetrifft, so ist folgendes zu sagen:

1. Bei jeder klinischen Krankheit sind die einschlägigen Mittel angegeben, d. h. diejenigen, die in der Regel in Betracht gezogen werden müssen. Diese Mittel werden für 80 bis 90⁰/o der Fälle vollkommen ausreichen.

2. In Krankheiten, bei denen nicht besondere Mittel durch H ä u f i g k e i t und W i r k s a m k e i t in den Vordergrund treten, sind die Mittel in alphabetischer Reihenfolge angeführt.

3. Dort, wo große Verschiedenheiten in der Häufigkeit und Wirksamkeit der Mittel bestehen, wurden dieselben nach zwei Gesichtspunkten geordnet: erstens sind sie dann in absteigender Reihenfolge nach Wichtigkeit angegeben oder zweitens in der Reihenfolge, in der sie normalerweise gegeben werden müssen, wenn mehrere Mittel nacheinander notwendig werden. Oft sind diese beiden Methoden miteinander kombiniert. Ich glaube damit dem Leser zweck-

mäßige Hinweise gegeben zu haben, um die indizierten Mittel möglichst rasch zu finden und sie auch in der richtigen Reihenfolge anzuwenden.

Was die chronischen Affektionen und die Anfälligkeiten anbelangt, so genügt es in der Regel nicht, das bloße Simile zu berücksichtigen, da diese Erkrankungen auf einer angeborenen Diathese beruhen. Infolgedessen muß nach dem Abklingen der akuten Exacerbation, die meist auf ein pflanzliches Mittel anspricht, diese Diathese ermittelt werden, worauf dann das oder die entsprechenden Mittel während mehrerer Wochen zu geben sind. Diese Mittel sind in der Regel mineralischer oder metallischer Natur, öfters auch Nosoden. Ihre Anwendung erfolgt nach den Regeln, die in meinem Buche „Die rheumatischen Erkrankungen" angegeben sind.

In bezug auf die Dosierung kann gesagt werden, daß bei akuten Erkrankungen sehr gut niedere Potenzen verwendet werden können, also beispielsweise D 6 oder C 6. Sind aber tiefgreifendere Wirkungen notwendig, wie bei chronischen Erkrankungen oder bei nervösen und psychischen Störungen, so sind höhere Potenzen vorzuziehen, mindestens von der Korsakoffschen C 200 an aufwärts oder von der 30 LM aufwärts. Über die Verordnung dieser Mittel, ihre Wiederholung oder das Verbot ihrer Wiederholung, die Dauer ihrer Verabreichung und die allfällig notwendigen Pausen zwischen den Mitteln wurde bereits an anderer Stelle das Nötige gesagt[3]).

---

3) VOEGELI, A.: Heilkunst in neuer Sicht. Ein Praxisbuch. 4. Aufl., Karl F. Haug Verlag, Heidelberg 1981. – VOEGELI, A.: Die Dosierung in der Homöopathie (Zschr. Klass. Homöop. 1961, 3; 109). – VOEGELI, A.: Das ABC der Gesundheit. 6. Aufl., Karl F. Haug Verlag, Heidelberg 1981.

Die Grippeerkrankungen

Die Grippeerkrankungen sind eine Krankheitsgruppe, über deren auslösende Ursachen man nur wenig weiß. Zwar scheint es ziemlich sicher, daß es sich um Infektionskrankheiten handelt, jedoch weiß man über deren Erreger nur wenig Bescheid. In gewissen Fällen handelt es sich sicher um bakterielle Infektionen, und ein Erreger, der Pfeiffersche Influenzabazillus, konnte auch gezüchtet werden; jedoch scheint dieser nur ausnahmsweise aufzutreten, d. h. die meisten Grippeerkrankungen werden durch andere Bakterienstämme hervorgerufen, vielfach durch u b i q u i t ä r e Infektionserreger, die nur unter besonderen Bedingungen pathogen werden. Wieder andere Grippen werden durch Viren verursacht, wie aus neueren Forschungen hervorzugehen scheint. Kurz, es handelt sich bei diesen Krankheiten um eine Sammelgruppe sehr verschiedenartiger Infektionen, die aber gewisse gemeinsame Merkmale haben, nämlich:

1. Ihr Verlauf ist meist ein rascher, und die Prognose ist günstig.
2. Es sind vorwiegend die oberen Luftwege angegriffen, wiewohl es auch Grippeerkrankungen gibt, welche den Darm affizieren, und wieder andere, die sich in den Hirnhäuten festsetzen und entsprechende Symptome machen.

Als ich noch studierte, im Anfang der zwanziger Jahre, wurde uns die sogenannte „Therapia magna sterilisans" als Ideal therapeutischen Handelns vor Augen gestellt. Man glaubte, daß man aller dieser und auch noch schwererer Infektionskrankheiten vollkommen Herr würde, wenn es gelänge, die Krankheitserreger mittels selektiver Medikamente im lebenden Körper zu vernichten. Freilich war man damals noch weit entfernt von einer solchen Möglichkeit. Man betrachtete sie als ein erstrebenswertes Ziel, verhehlte sich aber nicht, daß dieses zunächst und wohl noch auf lange Zeit als Utopie zu betrachten sei.

Diese Utopie ist nun viel schneller Wirklichkeit geworden, als man glaubte. Aber sind deswegen die Infektionskrankheiten seltener geworden? Das Umgekehrte dürfte eher der Fall sein; sie haben sich in ungeahntem Maße ausgebreitet, ja es gibt zahlreiche Kranke, die nach der ersten, durch Antibiotica unterdrückten Infektion immer wieder neue Schübe durchmachen und schließlich aus dem Kranksein überhaupt nicht mehr herauskommen.

Das Problem ist also nicht so einfach, wie sich die früheren Ärzte die Sache gedacht haben, und die „Therapia magna sterilisans" hat sich, wie die Franzosen höflich sagen, als eine „Vue de l'esprit" erwiesen, d. h. in deutscher Übersetzung, als etwas, was bloß der menschliche Geist ausgesponnen hatte in Unkenntnis der wirklichen Verhältnisse.

Die Ursache für ihr Versagen liegt zweifellos darin, daß der direkte Kampf gegen die Infektionserreger prinzipiell, von Ausnahmen abgesehen, wenig aussichtsreich ist. Die Bazillen sind überall vorhanden, und man mag wohl sterilisieren und die Beefsteaks in Cellophanumhüllungen verkaufen, die Infektionserreger sterben deswegen nicht aus und finden trotzdem den Weg in den menschlichen Körper. Das hat schon PASTEUR betont, indem er auf den Hauptfaktor hinwies, der den Menschen vor Ansteckungen schützt, nämlich auf seine individuelle Abwehrfähigkeit, von der, viel mehr als von den Bakterien, unsere Gesundheit abhängt. Er ging sogar so weit, zu sagen, „daß seine Epigonen seine Entdeckungen ‚ad absurdum' führen würden und er fürchte, dieselben würden später durch das kurzsichtige Handeln seiner Nachfolger der Menschheit eher zum Schaden als zum Nutzen gereichen".

Es ist eine Tatsache, daß sich alle Fähigkeiten des Menschen nur dann erhalten und entwickeln, wenn man sie übt. Besorgt man die Abwehr gegen die Bakterien mittels Antibioticis, so läßt sich dies der lebende Organismus zwar gefallen, aber seine Abwehrkräfte verkümmern allmählich, so daß er immer anfälliger wird. Muß hingegen der Organismus den Kampf selber ausfechten, so stärkt er seine individuellen Abwehrfunktionen, er wird bis zu einem gewissen Grade immun. Deshalb haben wir allen Grund, den Organismus die Ausmerzung von Krankheitskeimen selbst besorgen zu lassen, was ganz besonders dann verantwortet werden kann, wenn es sich um Grippeinfektionen handelt, die, ihrer Natur nach, insbesondere bei jungen Leuten, sozusagen immer ungefährlich sind. Ausnahmen bilden natürlich ganz schwere Grippeepidemien wie diejenige von 1918; sie sind aber selten.

Nach dem ersten Enthusiasmus für die Antibiotica hat daher wieder eine rückläufige Bewegung eingesetzt, und es wird Zurückhaltung empfohlen. Darüber ist man sich wohl theoretisch einig.

Praktisch allerdings sieht die Sache anders aus. Der heutige Arzt kennt ja gar keine andere Therapie als diejenige mittels den Antibioticis. Was soll er also machen, wenn er zu einem Grippekranken gerufen wird? Die Hände in den Schoß legen und sagen: Das geht schon wieder von selbst vorbei? Angesichts der heute bestehenden Mentalität, die von der medizinischen Propaganda gezüchtet wurde und dahin geht, daß stets ein forsches Vorgehen gefordert wird, würde ein junger Arzt mit solcher Passivität sehr bald unmöglich werden, weshalb alle Empfehlungen zur Zurückhaltung von vorneherein zum Scheitern verurteilt sind.

Hierzu kommt noch, daß trotz der großen Heilungstendenz dieser Erkrankungen manche Umstände doch eher für aktiveres Vorgehen als für bloßes Abwarten sprechen. Erstens ist es gewiß viel angenehmer, wenn eine solche Krankheit in 1 bis 2 Tagen ausheilt, statt erst in einer oder 2 Wochen, insbesonders dann, wenn diese Verkürzung nicht mit andern Nachteilen erkauft werden muß. Und zweitens gibt es schleppende Fälle, bei denen es nicht recht vorwärts geht, so daß man Ursache hat, den Krankheitsverlauf zu beschleunigen. Dazu kommt noch, daß ein gewisser Prozentsatz der Fälle nach Abfall des Fiebers eine längere Rekonvaleszenz nach sich zieht, d. h. sich die Kräfte nur ganz langsam erholen, was offenbar darauf zurückzuführen ist, daß der Organismus der Affektion nur mit Mühe Meister wird.

In allen diesen Fällen erweist sich die Homöopathie als ein großer Segen. Sie ermöglicht dem kranken Körper, die Krankheit rasch, meist in wenigen Stunden oder Tagen zu besiegen, verkürzt die Rekonvaleszenz in außerordentlichem Maße, und Patienten, welche einmal die Probe dieser Therapie am eigenen Körper gemacht haben, sind in der Regel auf Grund eigener Erfahrung soweit bekehrt, daß sie keine andere Behandlungsweise mehr als die homöopathische wünschen, ja meist ohne weiteres die Nachteile auf sich nehmen, welche die heutige Homöotherapie mit sich bringt wegen des Mangels an homöopathischen Ärzten, also z. B. Unmöglichkeit, Besuche zu machen, Bezahlung der Behandlung durch den Patienten, weil der Großteil der Homöopathen nicht für Krankenkassen arbeitet, um die Überlastung zu dämpfen u. a. m. Aus allen diesen Gründen wäre es für die kranke Menschheit von größtem Nutzen, wenn sich ein größerer Teil der Ärzte mit unserer Methode vertraut machen würde, denn ihr Wirken wäre unendlich viel segensreicher, und sie hätten von ihrer Tätigkeit auch eine viel tiefere innere Befriedigung, weil die Homöotherapie tatsächlich eine causale und physiologische ist, alles das bewirkt, was sich Arzt und Patient nur wünschen können, vor Rückfällen schützt und den Menschen immer widerstandsfähiger macht, je systematischer sie angewandt wird, so daß er schließlich nicht mehr anfällig ist, auch wenn er sich in einem Milieu bewegen muß, das von Krankheitskeimen wimmelt. Er kann es sich dann auch leisten, alles zu essen, was ungekocht und unsterilisiert genossen werden kann, also das, was tatsächlich dem Menschen frommt, im Gegensatz zu derjenigen Nahrung, die ihm heute vorgesetzt wird, nämlich pasteurisierte Milch, pasteurisierte Butter und Käse usw., d. h. eine Nahrung, in welcher viele Elemente, die für die Gesundheit unbedingt notwendig sind, zerstört wurden infolge des Unverstandes der heutigen Hygieniker, vor denen schon große Genies, wie zum Beispiel PASTEUR, in prophetischer Voraussicht gewarnt haben. Das praktische und überzeugende Beispiel des durch die Homöopathie widerstandsfähig gewordenen Menschen ist dazu angetan, die heutige, in ständiger Bazillenfurcht und sklavischer Abhängigkeit von der heutigen Medizinalpropaganda und ihren Schreckgespenstern lebende Menschheit von ihren Ängsten zu befreien und ihr wieder zur Gesundheit zu verhelfen.

Mittel	Klinische Symptome	Leitsymptome
Aconit	Sämtliche fieberhaften Erkrankungen, insbesondere wenn sie durch Aussetzen des Körpers an **kalte Winde** entstanden sind.	**Plötzlichkeit** des Auftretens, rascher und heftiger Fieberanstieg, psychische und körperliche Unruhe, verbunden mit Ängstlichkeit. Gefühl, eine schwere Erkrankung zu haben, ja in Todesgefahr zu schweben. Schwerer, heißer Kopf, wie wenn er platzen müßte. Pulsieren in den Gefäßen; rotes Gesicht, das aber beim Aufsitzen bleich wird. Empfindlich auf Geräusche. Taubheit im Gesicht und in den Gliedern. Trockener, kruppöser Husten mit Heiserkeit. Tachycardie. Herzklopfen. Puls voll und hart, stark beschleunigt. Beginn oft mit kaltem Schweiß und eiskaltem Gesicht und Händen, dazu Durst, dann erst kommt das Fieber.
Belladonna	Sämtliche akuten Fieberzustände, insbesondere wenn sie mit **Aufregungszuständen** und anderen heftigen Gemütserregungen einhergehen.	Außerordentliche Körperhitze mit **rotem, brennend heißem** Gesicht, aber oft kalten Füßen. Wenig toxische Symptome. Blutgefäße überfüllt und angeschwollen. Füße oft eiskalt. Kein Durst während des Fiebers. Haut hochrot mit glänzender, spiegelnder Oberfläche, meist starke Schwellungen. Schweiße, vor allem am Kopf. Appetitlosigkeit. Gefühl von Zusammenschnürung der Kehle, so daß er nichts schlucken kann; wasserscheu, Übelkeit und Erbrechen. Tonsillen geschwollen mit Erschwerung des Schluckaktes, besonders für Flüssigkeiten. Pupillen erweitert. Exophthalmus, Photophobie.

Psyche	Verschlimmerung	Besserung
Angst, Angst vor der Zukunft, verträgt weder Geräusche noch Musik, Unruhe.	Geräusche, Musik, im warmen Zimmer, abends und nachts. Liegen auf der kranken Seite.	Bei Schweißausbruch, in frischer Luft.
Heftige Gemütserregungen, Wutanfälle, beißt, schlägt, Neigung zu entfliehen, will nicht sprechen. Überempfindlichkeit der Sinnesorgane.	Berührung, Erschütterung, Geräusch, Luftzug, nachmittags, beim Liegen.	Hochlagerung des Körpers.

Mittel bei Grippeerkrankungen

Mittel	Klinische Symptome	Leitsymptome
Arsenicum album	Vor allem septische Infektionen mit herabgesetzter Vitalität (Adynamie).	Hohe Temperatur mit ausgesprochener Periodizität. Intermittierendes Fieber mit kalten Schweißen, vollkommene Erschöpfung. **Adynamie.** Brennende, reizende Ausflüsse, trockener Mund mit brennender Hitze und starkem Durst, wünscht aber nur kleine Mengen zu trinken, dies aber häufig. Übelkeit verschlimmert durch Anblick oder Geruch von Speisen. Verlangen nach Kaffee und sauren Getränken.
Bryonia	Fieberhafte Affektionen bei kräftiger Konstitution, aber mehr sehnig als dick, meist dunkelhaarig. Neigung zu Reizbarkeit.	Zuerst Frost, meist mit trockenem Husten und Stichen auf der Brust, nachher innere Hitze mit Ausbruch von sauren Schweißen bei der geringsten Anstrengung. Puls voll, hart, gespannt und rasch. **Trockenheit aller Schleimhäute.** Trockene pergamentartige Lippen. **Außerordentlicher Durst;** wünscht große Mengen auf einmal zu trinken; empfindliches Epigastrium; körperliche Schwäche. Die Symptome entwickeln sich langsam. Übelkeit, ohnmachtsartige Schwäche beim Aufrichten und Aufstehen. Verlust des Geschmackes. Wenig, oft dunkelbrauner Urin. Trockener Husten, vor allem nachts und im warmen Zimmer. Rheumatische Schmerzen.
Dulcamara	Alle fieberhaften Grippeerkrankungen, vor allem aber, wenn die oberen Atmungsorgane befallen sind sowie der Nasenrachenraum.	

*) Alle anderen Symptome sind von untergeordneter Wichtigkeit. Sie verwirren eher, als daß

Psyche	Verschlimmerung	Besserung
Große Angst, verbunden mit innerer Unruhe; muß kontinuierlich den Platz wechseln, Angst vor dem Tode, Angst, allein zu sein, verbunden mit kalten Schweißen. Reizbare Schwäche. Egozentrisch. Entmutigt, wünscht alles peinlich in Ordnung um sich her. Unordnung regt ihn auf.	**Nach Mitternacht,** Kälte, kalte Getränke und Speisen, feuchtes oder Regenwetter. Rechtslateralität.	Wärme. Hochlagerung des Kopfes, warme Getränke.
Außerordentlich reizbar, eine Kleinigkeit verdirbt ihm die Laune. Redet ständig. Im Delirium wünscht er vor allem, nach Hause zu gehen, auch wenn er sich dort befindet.	Jede **Bewegung,** Wärme, **heißes Wetter,** während und nach dem Essen, körperliche Anstrengung und Berührung.	Liegen auf der **schmerzhaften** Seite, Druck, **Ruhe** und kalte Getränke.
	Beim Eintreten kalten oder feuchtkalten Wetters nach Perioden von schönem Wetter*). Auftreten der ersten kühlen Nächte im Herbst. Nachts.	Bewegung, Wärme.

sie nützen. Die Hauptindikation des Mittels liegt in der unter 4) genannten Verschlimmerung.

Mittel bei Grippeerkrankungen

Mittel	Klinische Symptome	Leitsymptome
Baptisia	Sämtliche fieberhaften Affektionen, insbesondere wenn sie mit großer Schwäche einhergehen.	Muskelschmerzen, wie zerschlagen, übelriechende Sekretionen und Körpergeruch (Atem, Stuhl, Urin, Schweiß, Nasen- und Scheidenausfluß). Toxische Symptome ausgeprägt. Zusammenschnürungsgefühl im Oesophagus, Schwierigkeit, feste Speisen zu schlucken. Fieber beginnt mit Frost und rheumaähnlichen Schmerzen im ganzen Körper, dann allgemeine Hitze mit gelegentlichen Kälteschauern, besonders gegen 11 Uhr. Adynamische Fieber, remittierende Fieber bei Kindern ohne erkennbare Ursache.
Eupatorium perfoliatum	Ähnlich wie *Baptisia*, aber mehr leberbetont. Sämtliche Fieber mit rheumaähnlichem Zerschlagenheitsgefühl und Schmerzen der Muskeln und Gelenke.	Fieber, besonders zwischen 7 und 9 Uhr, eingeleitet durch Frost mit Durst, Muskel-, Gelenk- und Knochenschmerzen. Bitterer Geschmack im Munde. Schmerzen in der Lebergegend, begleitet von starkem Durst. Übelkeit und Erbrechen von Galle. Periodizität (die Fieberattacken treten regelmäßig alle paar Wochen auf).
Ferrum phosphoricum	Alle fieberhaften Zustände.	Klinischer Typus: Falsche Plethora und Neigung zu Blutandrang zum Kopfe. Dabei äußerst sensibel mit nervöser Reizbarkeit. Prostration. Leichtes Erröten. Kurzatmigkeit bei kleinster Anstrengung. Weicher, fliegender Puls; Asthenie; Neigung zu Erkältungen mit raschem Fieberanstieg. Abneigung gegen Fleisch und Milch.

Psyche	Verschlimmerung	Besserung
Unfähigkeit zu denken. Geistige Konfusion. Glaubt, er sei in Stücke zerfallen; versucht die verschiedenen Teile seines Körpers im Bette zu finden und wieder zusammenzufügen. Schläft ein, wenn man mit ihm spricht.	Feuchte Wärme, Nebel; im Zimmer. Berührung, Druck, Bewegung und nachmittags.	
	Kleiderdruck, 9—11 Uhr, in feuchten sumpfigen Gegenden, typische Periodizität.	In Knieellenbogenlage, Unterhaltung.
Neurasthenie, nervöse Erschöpfbarkeit mit Reizbarkeit.	Am frühen Nachmittag, nachts, von 4—6 Uhr morgens, Berührung, Erschütterung, Bewegung, intensivere Anstrengung, Rechtslateralität, Eier.	Kalte Umschläge, leichte Bewegung.

Mittel	Klinische Symptome	Leitsymptome
		Verlangen nach Stimulantien. Aufstoßen von unverdauter Nahrung. Neigung zu Harninkontinenz, besonders tagsüber. Mittel bei febrilen Erkrankungen, bevor Exsudation eintritt. Blutiges oder rostfarbenes Sputum. Rheumatische Entzündungen der Gelenke. Unruhig und schlaflos. Nachtschweiße. Fieberanstieg am frühen Nachmittag. Hektische rote Flecken im Gesicht. Nervöse Erschöpfbarkeit.
Gelsemium sempervirens	Grippale Fieber; nach Erkältungen, wobei aber der Erkrankungsprozeß erst einige Tage nach der Verkühlung einsetzt und sich nur **langsam** entwickelt.	Allgemeine Prostration mit Schläfrigkeit. Dumpfheit, Apathie und Zittern der Glieder. Muskelschwäche, besonders der Beine, wie wenn diese beim Stehen und Gehen keinen Halt mehr hätten. Schwere des Kopfes mit occipitalem Kopfweh und der Empfindung, als ob ein Band denselben zusammenschnüren würde. Schwere der Augenlider oder Ptose. Auch Kopfweh in der Schläfengegend mit Ausstrahlung zum Ohr. Typisch ist, daß das Kopfweh nach ausgiebiger Urinabsonderung verschwindet. Pupillen erweitert und unempfindlich auf Lichteinfall. Gesicht rot injiziert. Stumpfer Blick, Herabfallen des Unterkiefers, kein Durst, Glottisspasmus. Empfindung, als ob das Herz stillstehen würde, mit dem Bedürfnis, sich zu bewegen, um es wieder in Gang zu bringen. Langsamer Puls besonders in der Ruhe, durch Bewegung aber stark beschleunigt. Zer-

Außerordentlich emotiv, aber während seiner fieberhaften Krankheit apathisch. Seine Krankheit interessiert ihn nicht. Hat keine Furcht in dieser Beziehung. Lustlosigkeit; möchte ständig schlafen. Verlangt Ruhe und in Ruhe gelassen zu werden.

Feuchtwarmes Wetter, Nebel, vor einem Gewitter, Föhn, Emotionen oder Aufregungen, schlechte Nachrichten. Tabakrauchen, 10 Uhr.

Frische Luft, mäßige Bewegung, Stimulantien, Vorwärtsbeugen, Absonderung von großen Mengen eines wässerigen Urins.

Mittel bei Grippeerkrankungen

Mittel	Klinische Symptome	Leitsymptome
		schlagenheitsgefühl und Schmerzen der Muskeln, besonders des Rückens. Bei hohem Fieber Gefühl, es schüttle ihn, so daß er verlangt, man möchte ihn halten. Frost den Rücken hinauf und hinunter. Langsamer schleppender Verlauf der Affektionen. Am 4. oder 5. Tage oft Rückfall*).
Influenzinium	Schleppende grippöse Erkrankungen und Grippefolgen, welche den Patienten noch längere Zeit belästigen nach Abklingen der Temperatur.	
Lobelia purpurascens	Infektiöse Zustände mit ausgesprochener Prostration und Herabsetzung der Lebenskraft sowie der Widerstandsfähigkeit des Nervensystems.	Weiße Zunge; hat Mühe zu sprechen, wie wenn sie teilweise gelähmt wäre. Kopfweh mit Übelkeit, Augenlidspasmen, so daß er die Augen nicht offen behalten kann. Oberflächliche Atmung, meist langsam. Die Herzaktion kommt ihm vor wie Trommelschläge.
Nux vomica	Grippezustände bei nervösen überreizten Kindern.	Typisch ist Frost, sobald er sich am Abend ins Bett legt; insbesondere frösteliges Gefühl aufsteigend in der Brust und im Rücken; wünscht aber nicht zugedeckt zu werden, oder wenn er sich zudeckt, so treten sofort Hitzewellen auf und er deckt sich wieder ab. Trockene Hitze des ganzen Körpers. Heftige Fieberexacerbationen morgens

---

*) Man gibt bei Beginn eine C 30, einige Kügelchen in ein Glas Wasser eingerührt, täglich 3mal ein Eßlöffel voll 2 Tage lang. Tritt der obengenannte Rückfall auf, so gibt man am besten eine einzige Dosis C 200 (ein Kügelchen auf der Zunge zergehen lassen). Alles weitere ist von Übel.

keine typischen Symptome

Sensorium vermindert. Deprimiert.	Bewegung, Feuchtigkeit.	
Zornmütig, reizbar, hypersensibel, verträgt weder Geräusche noch Licht, noch Gerüche. Schwieriger Charakter, fühlt sich schwer krank bei Bagatellerkrankungen.	Trockenes kaltes Wetter, nach dem Essen, nach geistiger Anstrengung morgens, Berührung, Kaffee, Alkohol, Gewürze, übermäßige Nahrungsaufnahme, warmes Zudecken, geringste Luftbewegung durch Abheben der Decke.	Nüchtern, Ruhe, Ferien, feuchtwarmes Wetter.

Mittel	Klinische Symptome	Leitsymptome
		früh. Bläuliche Verfärbung der Fingernägel, der Nagelfälze und der Beine während des akuten Stadiums. Schmerzen in den Gliedern vor allem im Rücken. Wenn er sich im Bett umdrehen will, muß er zuerst aufsitzen. In anderen Fällen ganzer Körper brennend heiß, besonders Brust und Gesicht. Durch Abhebung der Decke fröstelt er. Lumbalgien, Cervicobrachialneuralgien. Ameisenkribbeln in Armen und Händen. Schläfrig nach dem Essen, was ihn am Abend sehr früh ins Bett treibt. Gibt er diesem Verlangen nicht nach, so wird er später wieder ganz munter und hat dann keine Lust mehr, zu Bett zu gehen. Wacht am Morgen zwischen 4 und 5 Uhr auf, fühlt sich dann ganz munter, bleibt er aber liegen, so schläft er später wieder ein, und beim Wiedererwachen ist er schläfrig und abgeschlagen*). Nase verstopft, besonders nachts. Rauhes Gefühl in der Kehle und im Pharynx. Magendruck, oft mit Übelkeit. Hämorrhoiden, Verstopfung mit Stuhldrang.

---

*) Diese Symptome finden sich natürlich weniger während der Grippeattacke. Sie können aber wichtig werden für die Wahl des Mittels, nämlich wenn sie früher regelmäßig vorhanden waren. Dann handelt es sich um einen Nux-vomica-Patienten, dessen Grippe auf *Nux vomica* anspricht.

Mittel	Klinische Symptome	Leitsymptome
Pyrogenium	Septische Fieber.	Außerordentliche Diskrepanz zwischen Puls und Temperatur. Der Puls ist viel schneller, als es der Temperatur normalerweise entsprechen würde. Kältegefühle und Frösteligkeit. Der Frost beginnt im Rücken. Dann steigt die Temperatur rasch an bis zu maximaler Höhe, worauf sofort ein profuser warmer Schweiß auftritt, welcher aber nicht zum Abfall der Temperatur führt. Das Bett kommt ihm zu hart vor. Rote trockene Zunge, wie lackiert, auch trockene Kehle. Alle Ausflüsse übelriechend (Menstrualblut, Darminhalt, Erbrochenes, Schweiß, Atem, Nasenausfluß).
Rhus toxicodendron	Adynamischer Zustand, Fieber mit innerer Unruhe; trockene, braune Zunge, muß sich ständig im Bett bewegen. Beim Auftreten von Frost trockener Husten und Steigerung der Unruhe. Zunächst fröstelig, mit der Empfindung, als ob er mit kaltem Wasser übergossen würde.	Fieberanstieg begleitet mit dem Verlangen, die Glieder zu recken und zu dehnen; während des Fieberanstieges oft Hautreaktionen (Rötungen, urticariaähnliche Erscheinungen). Hautjucken, herpesähnliche Ausschläge besonders um den Mund herum, entlang der Thorakal- und Abdominalnerven. Schwellung der Halslymphdrüsen mit ziehenden Schmerzen gegen die Ohren, besonders abends.
Sarcolactis acidum	Besonders geeignet bei Muskelschwäche, Abgeschlagenheit und Müdigkeit nach durchgemachten fieberhaften Affektionen. Besonders Müdigkeit beim Erwachen, aber Schlaflosigkeit beim Zubettgehen am Abend. Auch angezeigt im fieber-	

Psyche	Verschlimmerung	Besserung
Ängstlich, aufgeregt, Logorrhoe, unruhig.	Bewegung, Aufsitzen im Bett (außer Husten).	Hitze, heißes Bad, heiße Getränke.
Extreme Unruhe bei vorwiegender Prostration. Neigung, ständig die Lage zu wechseln. Sensorium getrübt. Angst vor der Nacht, so daß er sich fürchtet, im Bette liegen zu bleiben.	Kaltes, regnerisches Wetter, nachts, bei Ruhe. Liegen auf dem Rücken oder auf der rechten Seite, bei **Beginn der Bewegung**.	Warmes, trockenes Wetter, fortgesetzte Bewegung, Lagewechsel. Frottieren und Massieren, warme Umschläge. Strecken und Dehnen der Glieder.

Mittel	Klinische Symptome	Leitsymptome
	haften Stadium bei heftiger Grippe mit Prostration, wenn obige Symptome vorhanden sind.	
Sulfur	Stets in Betracht zu ziehen, wenn die Reaktionsfähigkeit des Organismus darniederliegt und wenn die normalerweise gutangezeigten Mittel wenig Wirkung zeigen. Eine Dosis *Sulfur* C 30 vermag oft Wunder zu wirken in solchen Fällen.	Blutwallungen zum Kopfe und in allen Richtungen des Körpers. Trockene Hitze mit starkem Durst. Nachtschweiße besonders im Nacken und am behaarten Kopf. Typisch sind Schweiße, die auf einzelne Stellen beschränkt sind. Oft lassen sich die übrigen Sulfur-Symptome eruieren aus der Zeit, da der Patient nicht fieberkrank war.
Tuberculinum	Ebenfalls eines der wichtigsten Mittel bei sich schleppenden Grippefällen sowie bei Folgen von Grippe, wie mangelhafte Erholung, Müdigkeit, Abgeschlagenheit, Appetitmangel oder bei mehrfachen Rückfällen.	Remittierender Typus des Fiebers meist mit profusen Schweißen und allgemeiner Frostigkeit. Verlangen nach kalter Milch bei fieberhaften Zuständen. Leichte Erkältlichkeit. Neigung zu Drüsenschwellungen; ständig wechselnde Symptome, Neigung zu Gelenkrheumatismus. Akne. Sexuelle Überreiztheit.

Psyche	Verschlimmerung	Besserung
Egozentrisch während seiner Krankheit, anspruchsvoll, reizbar, Neigung zu Depression. Verlangen nach Süßem.	Bettwärme, nachts, Alkohol, Stimulantien, feuchtes Wetter, feuchte Kälte, warmes, geschlossenes Zimmer, 11–12 Uhr.	Trockenes warmes Wetter, in rechter Seitenlage, frische Luft.
Reizbar, besonders beim Erwachen, Angst vor Tieren. Verlangen nach Wechsel, Psycholabilität, kontradiktorische Symptome.	Bewegung, Musik, vor einem Gewitter, Stehen, Feuchtigkeit, Luftzug, morgens früh und nach Schlaf.	Frische Luft, mäßige Bewegung. Ruhe.

Erkältungskrankheiten

Mittel bei Schnupfen (Coryza)

Mittel	Klinische Symptome	Leitsymptome
Allium cepa	Schnupfen, oft mit Beteiligung des Kehlkopfes (Heiserkeit, Husten vom Larynx ausgehend).	Neigung zum Niesen, besonders beim Eintreten in einen warmen Raum. Reichliches, wässeriges und reizendes Sekret aus der Nase, während das Augensekret nicht reizend ist. Augen meist rot, empfindlich auf Licht, **nicht** reizender Tränenfluß.
Ammonium carbonicum	Schnupfen bei dicklichen zu Erkältung disponierten Kindern.	Scharfes, beizendes wässeriges Sekret, Nase nachts verstopft, Verstopfung mit hartem knotigem Stuhl.
Arsenicum album	Wässeriges, reizendes, oft übelriechendes Nasensekret, mit verstopfter Nase.	Reizung des Nasenausganges durch das Sekret, begleitet von Brennen in den Augen und reizendem Tränenfluß, oft Lidödem. Intensive Photophobie. Meist bleicher, schlanker oder magerer Typus mit extremer Kälteempfindlichkeit; fröstelt bei der geringsten Abkühlung, selbst wenn vorher überhitzt. Periodizität des Schnupfens.
Cinnabaris	Eitriger Schnupfen.	Feuchte Zunge mit Zahneindrücken und schmutziggelbem Belag. Schmerz im knöchernen Nasenteil.
Dulcamara	Sowohl trockener als auch Fließschnupfen, meist Nase stark verstopft. Dicker gelber Ausfluß aus den Augen, nicht reizend.	Verlangen, die Nase **warm** zu halten. Schnupfen bessert sich sofort, wenn man eine warme Gummibettflasche auf Stirne und Nase legt. Wenn man dieselbe entfernt und der Patient sich wieder abkühlt oder kalte Luft einatmet, so kommt der Schnupfen wieder. Starker Durst. Alternanz zwischen Schleimhaut- und Hautaffektionen.

Psyche	Verschlimmerung	Besserung
	Abends, **warmes Zimmer**.	Frische Luft, in kühlem, nicht geheiztem Raum.
	Nachts, feuchte Kälte, nach dem Essen.	Im warmen Zimmer, trockene Wärme.
Peinlich in allem, doch können die psychischen Symptome bei Bagatell-erkrankungen häufig vernachlässigt werden, wenn wenigstens die typischen Modalitäten und anderen Charakteristica des Mittels vorhanden sind.	Durch Abkühlung, in der Kälte, bei Regenwetter, kalte Getränke oder kalte Speisen. Rechtslateralität.	Wärme, warme Getränke.
	Rechtsseitenlage, nachts, im Sommer, Anstrengung.	Liegen auf der linken Seite, Ruhe, frische Luft.
	Nachts, Kälte, Eintreten von kalter Witterung nach vorgängiger warmer Witterung, Regenwetter.	Warme Umschläge und Aufenthalt in der Wärme.

Mittel bei Schnupfen (Coryza)

Mittel	Klinische Symptome	Leitsymptome
Euphrasia	Fließschnupfen.	Nasensekretion sehr reichlich und reizend, oft begleitet von heftigem Husten und reichlichem Auswurf. Wichtig ist die begleitende katarrhalische Conjunctivitis, die ein **reizendes** Sekret produziert.
Hydrastis	Fließschnupfen mit 2 Sorten von Sekret: a) wässeriges, reizendes Sekret aus der Nase, b) sehr dickes Sekret aus den Schleimhäuten der Nase, fest haftendes Sekret aus dem Nasenrachenraum.	Weiße Zunge, Brennen auf der Zunge, wie von Pfeffer, Zahneindrücke am Zungenrand, bitterer Geschmack, Laryngitis mit rauher Empfindung oder Brennen. Neigung zu chronischem Schnupfen. Meist magerer Patient.
Jodum	Eher trockener Schnupfen, der aber in frischer Luft zu fließen beginnt, Nase verstopft.	Heißhunger mit starkem Durst. Neigung zu Abmagerung trotz vielem Essen. Chronischer Husten. Lymphdrüsenschwellungen. Schwitzen bei der geringsten Anstrengung mit Schwächegefühl. Blutandrang zum Kopf mit Empfindung, als ob derselbe von einem Band eingeschnürt wäre.
Kalium bichromicum	Mit dickem gelblichem fadenziehendem Sekret. Sinusitis.	Verlangen, in Nase und After zu bohren, Krusten in der Nase. Sekretion in den Nasenrachenraum. Verlangen, die Nase zu schneuzen, es kommt aber nichts.
Kalium muriaticum	Weißgraue Beläge am Zungengrund.	Weißer, dickflüssiger Nasenfluß.
Lac caninum	Fließschnupfen, wobei das eine Nasenloch verstopft ist, das andere frei. Dies darf aber nicht durch Seitenlage bedingt sein, sonst ist das Symptom wertlos.	Seitenwechsel, bald rechtes, bald linkes Nasenloch befallen, niemals gleichzeitig beide. Ausfluß häufig grünlich.

Psyche	Verschlimmerung	Besserung
	Am Abend, im Zimmer, in der Wärme, südliche Winde, Licht.	Frische Luft.
Depression, hat das Gefühl, schwerkrank zu sein.	Im warmen Zimmer verschlimmert sich die Verstopfung der Nase, während sich die Sekretion vermindert.	Frische Luft.
Angstgefühle besonders in der Ruhe. Plötzliche heftige Impulse zu intensiver Körperbewegung.	In Ruhe, im warmen Zimmer, in Rechtsseitenlage.	Frische Luft, bei mäßiger körperlicher Bewegung.
	Kälte.	Mäßige Wärme.
	Bettwärme, morgens, Anstrengungen.	
Gefühl, in der Luft zu schweben, ist außerordentlich typisch. Macht Fehler beim Schreiben. Halluzinationen. Träume von Schlangen. Sehr vergeßlich (wie aber gesagt, sind die psychischen Symptome bei Bagatellerkrankungen in der Regel nicht entwickelt).	Nach Schlaf, kalte Winde.	Warmes Zimmer, Ruhe.

Mittel bei Schnupfen (Coryza)

Mittel	Klinische Symptome	Leitsymptome
Mercurius	Reizender Schnupfen mit gelb-grünem oft fötidem, eher dickem reizendem Ausfluß; meist sind aber nur die Nasenlöcher gereizt, weil der Ausfluß wegen seiner Zähigkeit nicht bis zur Lippe hinunterfließt.	Häufiges Niesen, Schwellung und Empfindlichkeit des knöchernen Nasenteiles, Nasenlöcher gereizt, mitunter ulceriert.
Nux vomica	Eignet sich oft besonders bei Beginn des Schnupfens.	Die Nase ist während der Nacht verstopft, beginnt aber am Morgen beim Erwachen zu fließen und fließt den ganzen Tag. In frischer Luft verschwindet der Ausfluß wieder und die Nase ist wieder verstopft. Schleimiger Ausfluß, Schnudernase der Kinder.
Pulsatilla	Typisch ist einseitiger Schnupfen, meist rechtsseitig.	Schleimiges Sekret, trüb, besonders reichlich morgens und in frischer Luft. In späteren Stadien Bildung von grünlichen übelriechenden Borken. Abnahme oder Verlust der Geruchsempfindung. Empfindlichkeit des knöchernen Teils der Nase. Trockener Mund ohne Durst mit trockenen Lippen, die der Patient ständig mit der Zunge befeuchten muß.
Sabadilla	Fließschnupfen, meist begleitet von Kopfweh und roten Augen mit Tränenfluß.	Typisch ist das spastische, heftige Niesen bei gleichzeitig starkem, wässerigem Nasenfluß. Nicht reizend. Bedürfnis zu schlucken, oft verursacht durch Fremdkörpergefühl im Rachen. Kein Durst. Verlangen nach stark gewürzten und gesalzenen Speisen. Süßlicher Geschmack.

Psyche	Verschlimmerung	Besserung
Mangel an Willenskraft.	Luftzug, Kaltluft, aber auch im warmen Zimmer. Schwitzen bessert nicht.	
Reizbar.	Verursacht durch trockenes kaltes Wetter, Verstopfung der Nase: Nachts, in frischer Luft. Ausfluß: Tags, im warmen Zimmer.	Feuchtes warmes Wetter, Ruhe.
Sanfte Natur.	Frische Luft (im Gegensatz zu den übrigen Pulsatilla-Symptomen), abends: Verstopfung der Nase, morgens: Ausfluß.	
Merkwürdige Einbildungen und Ängste, nervös, schüchtern, fährt leicht auf.	Allergisch gegen Zwiebeln. Kalte Speisen und Getränke. Vollmond.	Warme Speisen und Getränke, warme Umschläge.

Mittel	Klinische Symptome	Leitsymptome
Spongia	Nasenfluß wechselt ab mit verstopfter Nase. Wenn die Nase verstopft ist, Trockenheitsgefühl in derselben. Neigung zu Drüsenschwellungen. Schwäche nach geringster Anstrengung. Blutandrang zur Brust und ins Gesicht.	Häufiges Niesen. Fließschnupfen.
Sticta	Trockener Schnupfen mit absteigender Affektion in den Bronchialbaum.	Trockenheit der Nasenschleimhäute mit konstantem Drang, die Nase zu schneuzen, aber kein Sekret. Ausdehnungsgefühl an der Nasenwurzel. Affektion steigt meist in den nächsten Tagen in die Bronchien hinunter und macht dort Bronchitis, häufig mit asthmaähnlichen Anfällen. Bildung von trockenen Borken in der Nase, insbesondere abends und nachts. Wenn Ausfluß aus der Nase besteht, dann geht diesem oft ein Kopfweh voran, welches verschwindet, wenn der Ausfluß erscheint. Trockener skandierender Husten. Nachts Pulsationen auf der rechten Seite des Sternums, welche gegen das Abdomen hinunter ziehen.

Psyche	Verschlimmerung	Besserung
Ängstlichkeit.	Wind, vor Mitternacht, beim Steigen, kaltes Wetter, Wetterwechsel, warmes Zimmer.	Horizontale Lage, warme Getränke.
Empfindung, in der Luft zu schweben, Bedürfnis zu reden.	Inspiration, plötzlicher Temperaturwechsel, Bewegung.	Frische Luft.

Schnupfen der Neugeborenen

Es gibt nicht wenige Säuglinge, die unter ständigem Schnupfen leiden, sei es, daß dieser rezidivierend auftritt, sei es, daß er fast konstant ist. In gewissen Fällen handelt es sich um einen Fließschnupfen, in anderen um ständig verstopfte Nase, wieder andere haben ständig eine Schnudernase infolge des steten Schleimabflusses. Es ist nützlich, die hier in Betracht kommenden Mittel gesondert zu betrachten, erstens weil es nur wenige sind, zweitens weil in diesem zarten Alter die Symptomatologie noch nicht ausgesprochen ist, so daß es also eine große Erleichterung bedeutet, wenn man nur unter wenigen Mitteln auszuwählen hat.

Mittel bei Schnupfen der Neugeborenen

Mittel	Klinische Symptome	Leitsymptome
Ammonium carbonicum	siehe Kapitel Schnupfen.	
Dulcamara		Bei Kindern, die jedesmal dann einen Schnupfen bekommen oder bei denen sich der bestehende leichte Schnupfen verschlimmert, wenn nach vorangehendem schönem Wetter die Temperatur plötzlich absinkt oder wenn Regenwetter eintritt. Verstopfung der Nase.
Lycopodium	Fließschnupfen mit stark verstopfter Nase und ständigem Herausquellen von Schleim aus den Nasenlöchern. Wegen der Verstopfung der Nase erwacht das Kind in der Nacht plötzlich aus tiefstem Schlaf.	Greisenhaftes Aussehen, schwächliche Kinder, zu Ernährungsstörungen geneigt, ausgesprochene Rechtslateralität. Roter Sand im Urin. Mangel an Körperwärme.
Nux vomica	Bei Kindern, die sehr zu Erkältlichkeit geneigt sind und die sofort einen Schnupfen kriegen, sobald sie Luftzug oder Kälte ausgesetzt sind.	Nachts Nase verstopft, beginnt am Morgen zu fließen, und es bildet sich dann die Schnudernase, die meist den ganzen Tag bestehen bleibt. Nach dem Schnauben bildet sie sich sofort wieder.
Pulsatilla		Außerordentlich verstopfte Nase mit Herabquellen von großen Mengen gelben Schleimes.
Sambucus niger		Nase verstopft, insbesondere wenn sich das Kind anstrengt, also zum Beispiel beim Trinken an der Brust. Es muß loslassen, um wieder Atem nehmen zu können. Plötzliches Erwachen nachts. Cyanotisch; am Ersticken, weil es wegen der verstopften Nase keinen Atem bekommt. Insbesondere das Exspirium ist behindert. Meist profuse Nachtschweiße.

Psyche	Verschlimmerung	Besserung
	Feuchtigkeit, kaltes Wetter.	Warme Umschläge auf die Nase und Stirne.
Reizbar, vor allem schlechte Laune am **Morgen** beim Aufwachen.	16—20 Uhr. Hitze oder warmes Zimmer. Bettwärme, warme Umschläge.	Bewegung, nach Mitternacht, frische Luft.
Reizbar.	Die Verstopfung der Nase wird schlimmer im Zimmer und nachts.	Frische Luft.
Sanfte Natur. Weinerlich, an den Rockschößen der Mutter hängend.	Rechtslateralität. Abends: Nasenverstopfung. Kälte: Ausfluß.	
Schreckhaft.	Im Schlaf, bei Anstrengung.	Aufsitzen im Bett, leichte Bewegung.

Halsentzündungen

Ganz allgemein ist hier zu sagen, daß das *Quecksilber* und seine Salze viel zu häufig verwendet werden. Es ist allerdings richtig, daß es bei den meisten Halsentzündungen wirksam ist, doch kommt dies daher, daß *Mercurius* das Spezificum gegen Syphilis ist, d. h. einer Erkrankung, die zahlreiche andere Krankheiten nachahmen kann und deren Paravarianten eine besondere Affinität zum Halse haben (Scharlach zum Beispiel). Infolgedessen besteht bei den meisten Anginen eine gewisse Symptomenähnlichkeit mit *Mercurius*, aber diese Ähnlichkeit ist nur eine scheinbare und keine echte. Das Mittel wirkt zwar dann, aber eher im Sinne eines Antibioticums und nicht als causales homöopathisches Heilmittel. Die Folge dieser falschen Anwendung ist, wie schon HAHNEMANN betont hat, daß solchermaßen behandelte Anginen immer wieder auftreten, schließlich chronisch werden und daß diese Anfälligkeit gerade wegen der unrichtigen Verordnung von *Quecksilber* dann sehr schwer zu heilen ist. Aus diesem Grunde soll das *Quecksilber* und seine Salze nur in Hochpotenzen, beispielsweise also in der 6. LM, verordnet werden, wodurch sein antibiotischer Effekt bis zu einem gewissen Grade ausgeschaltet wird. Es wirkt dann weniger als Antibioticum und mehr als homöopathisches Mittel, d. h., es beeinflußt grundsätzlich nur mehr die wirklichen Quecksilber-Anginen.

Mittel bei akuten Anginen

Mittel	Klinische Symptome	Leitsymptome
Aconit	Im **Anfangsstadium** bei oberflächlicher Entzündung.	Plötzlichkeit des Auftretens, starke entzündliche Rötung ohne wesentliche Schwellung, Kälteschauer, hohes Fieber, Durst, voller, gespannter Puls.
Belladonna	Trockene, glänzendrote Kehle, stärker auf rechter Seite, Tonsillen geschwollen. Im **Anfangsstadium.**	Plötzlichkeit des Auftretens, Schlingbeschwerden, Zusammenschnürungsgefühl in der Kehle, hochroter, heißer Kopf, starke Frostschauer, Schweiße.
Ferrum phosphoricum	Rote Fauces mit Schwellung der Tonsillen. Im **Anfangsstadium.**	Weicher, rascher Puls, Neigung zu flüchtiger Backenröte. Rasches Einsetzen der Symptome. Prostration.
Phytolacca	Hals rot, meist dunkelrot, besonders befallen sind Gaumensegel und Lateralstränge.	Muskelschmerzen wie elektrische Schläge, Entzündung der Zungenspitze, Empfindung von Pulsation in der Kehle. Pupillen kontrahiert. Puls schwach.
Apis	Ödematöse Angina, besonders Uvula ödematös geschwollen und gerötet.	Stechende Schmerzen, Zunge hellrot, kein Durst auch bei hohem Fieber. Beklemmungsgefühl in der Brust. Verlangt nach Öffnen der Kleider. Verminderung der Urinmenge, hochgestellter Urin.
Lachesis	Linksseitige Angina, Schleimhäute bläulich oder livide. Wenig Schwellung.	Adynamischer Allgemeinzustand, Schwäche, blasses oder livides Gesicht, Atemnot mit Verlangen, tiefe Atemzüge zu machen. Verträgt nicht den geringsten Druck, noch Berührung am äußern und innern Hals.
Mercurius vivus	Anginen aller Art, Tonsillitis, bei Beginn eines Retrotonsillarabscesses blaurote, aufgeschwollene Schleimhäute.	Übelriechender Atem, reichlicher Speichelfluß oder starke Mundtrockenheit, feuchte Haut, mäßiges Schwitzen ohne Erleichterung.

Psyche	Verschlimmerung	Besserung
Unruhe, Ängstlichkeit.	Warmes Zimmer. Abends, nachts, nach Einwirkung kalter, trockener Winde.	Frische Luft.
Heftiger Gemütscharakter, wilder Gesichtsausdruck, sieht Fratzen oder wilde Tiere.	Schlucken von Flüssigkeiten, nach Sonnenbestrahlung, Erschütterung, Luftzug, abends, nachmittags.	
Nervöses Kind mit falscher Plethora und Anämie. Kommt leicht außer Atem bei Anstrengung.	Nachts, Anstrengung, Rechtslateralität.	
	Nach Essen, Bewegung, Schlucken, Rechtsseitenlage.	Linksseitenlage.
Apathie, Indifferenz, weinerliche Stimmung, Stupor (nur in schweren Fällen).	Heiße Getränke, Hitze in jeder Form, Kleiderdruck, am späten Abend. Geschlossene, warme Zimmer, nach Schlaf. Rechtslateralität.	Frische Luft, kühle Getränke, Eis, Abdecken.
	Schlucken von warmen Flüssigkeiten, feuchtwarmes Wetter, Frühling und Herbst, nach Schlaf, Kleiderdruck. Linkslateralität.	Schweiße, mäßige trockene Wärme.
Zerstreut, schwieriger Charakter, schlechtes Gedächtnis. Verlangen nach Wechsel.	Witterungswechsel, örtlicher Druck, nachts, Bettwärme, Liegen auf der rechten Seite, kalte Luft, kalte Speisen und Getränke. Feuchtes Wetter, Schwitzen.	

Mittel bei akuten Anginen

Mittel	Klinische Symptome	Leitsymptome
Mercurius jodatus flavus (*Mercurius protojodatus*)	Angina beginnt rechts, wandert oft nach links, Schwellung der Lymphdrüsen, dick belegte Zunge (gelbl.), besonders am Zungengrund, Zahneindrücke an der Zunge. Lacunäre Tonsillitis oft mit käsiger Sekretion aus den Krypten.	Muß ständig schlucken. Abschilfern der Schleimhaut im Pharynx in Form von Flecken.
Mercurius jodatus ruber (*Mercurius bijodatus*)	Dunkelrote Fauces, beginnt links und kann nach rechts wandern. Schleimsekretion in Nase und Rachen. Muskelsteifigkeit des Halses und Nackens. Diphtherie.	Geschwollenes Zahnfleisch. Geschwollene Lymphdrüsen, besonders der Unterkieferdrüsen. Brennen der Zunge, Aphthen.
Mercurius cyanatus	Diphtherie. Weiße Schleimhautbeläge, Nekrosen, Ulcerationen.	Wie *Mercurius vivus*, aber stärkere Prostration.
Hepar sulfuris	Anginen, Tonsillitiden mit beginnender Eiterbildung, beginnende Retrotonsillarabscesse.	Stechende Schmerzen im Hals, Empfindung von Splittern mit Ausstrahlung gegen die Ohren beim Schlucken. Pulsationen und Spannungsgefühl im Hals. Frösteliger Patient. (Oft angezeigt nach *Belladonna*, *Phytolacca* oder nach *Mercurius*.)
Lycopodium	Beginn der Angina auf der rechten Seite. Tonsilleneiterungen, Tonsillenulcerationen.	Trockene Kehle ohne Durst. Stiche beim Schlucken. Leberanamnese.
Arsenicum album	Angina mit Schleimhautödem und **brennenden** Schmerzen.	Zusammenschnürungsgefühl in der Kehle; frösteliger, kälteempfindlicher Patient.
Dulcamara	Anginen aller Art.	

Psyche	Verschlimmerung	Besserung
	(Wie *Mercurius vivus*)	(Wie *Mercurius vivus*)
	do.	do.
	do.	do.
Heftig, cholerisch, zänkisch.	Trockene Kälte, kalte Winde, Luftzug.	Feuchtwarmes Wetter, warme Umschläge.
Reizbar, sensibel, sentimental. Abneigung gegen Menschenmenge.	Kalte Speisen und Getränke. 16—19 Uhr.	Warme Speisen und Getränke.
Unruhig, ängstlich, muß ständig die Lage wechseln.	Kälte (Angina), tritt meist bei längerer Winterkälte auf.	Wärme.
	Treten auf nach langer Schönwetterperiode beim Umschlagen in feuchtkaltes Wetter (Herbst), nachts, Kälte, Feuchtigkeit.	Wärme, warme Umschläge.

Chronische oder chronisch rezidivierende Anginen

Das Vorgehen ist dasselbe wie bei allen chronischen Krankheiten. Zuerst sucht man die Diathese zu bestimmen, wobei als Hinweis dienen mag, daß den Anginen ganz besonders häufig die syphilitische und psorische Diathese zugrunde liegen, weniger häufig die tuberkulinische. Auch katalysatorische Störungen können zu chronisch rezidivierenden Anginen führen. Die häufigsten hier in Betracht kommenden Mittel sind:

1. Syphilitische Diathese: *Syphilinum, Mercurius vivus, Kalium bichromicum, Kalium jodatum, Fluoris acidum.*
2. Psorische Diathese: *Sulfur, Calcarea carbonica, Lycopodium, Barium carbonicum, Barium muriaticum, Silicea, Hepar sulfuris, Carboneum sulfuratum, Natrium muriaticum, Nitri acidum, Kalium carbonicum.*
3. Katalysatorische Störungen: *Cobalt, Aurum, Argentum metallicum.*
4. Nach wiederholten Impfungen: *Thuja, Silicea.*
5. Nach abnorm schwerem Verlauf exanthematischer Krankheiten oder bei Unterdrückungen des Exanthems: Die betreffenden *Nosoden.*

Pharyngitis acuta et subacuta

Die Pharyngitis, sei es, daß sie selbständig oder infolge eines Schnupfens oder einer Angina auftritt, ist für den Patienten eine recht unangenehme Erkrankung, einerseits wegen der ständigen trockenen Empfindung im Rachen und andererseits, weil sie häufig wenig Heilungstendenz zeigt und längere Zeit bestehen bleibt, oftmals über Wochen, ja sogar Monate hinaus.

Mittel bei Pharyngitis acuta et subacuta

Mittel	Klinische Symptome	Leitsymptome
Aconit	Pharyngitis acuta.	Plötzlichkeit des Auftretens, rascher und heftiger Fieberanstieg, physische Unruhe, verbunden mit Ängstlichkeit. Gefühl, eine schwere Erkrankung zu haben, ja in Todesgefahr zu schweben; sagt in gewissen Fällen die Stunde voraus. Schwerer, heißer Kopf, wie wenn er zerplatzen müßte. Pulsieren in den Gefäßen, rotes Gesicht, das aber beim Aufsitzen **bleich** wird. Empfindlich auf Geräusche; Taubheit im Gesicht und in den Gliedern; trockener kruppöser Husten mit Heiserkeit. Tachycardie. Herzklopfen, Puls voll und hart, stark beschleunigt. Beginn oft mit kaltem Schweiß und eiskaltem Gesicht und Händen, dazu Durst, dann erst kommt das Fieber.
Aesculus hippocastanum	Brennender trockener Rachenkatarrh.	Patient empfindet die inspirierte Luft als kalt und unangenehm, sie reizt die Nasen- und Rachenschleimhäute. Trockene Nase und Rachen. Niesreiz, begleitet von Leberstörungen. Tränenfluß, metallischer Mundgeschmack und dick belegte Zunge mit brennender Empfindung. Stechender Schmerz im Pharynx gegen die Ohren ausstrahlend. Follikuläre Pharyngitis. Venen im Pharynx erweitert und geschlängelt, Zusammenschnürungsgefühl auf der Brust, Laryngitis, Rückenschmerzen.

Psyche	Verschlimmerung	Besserung
Angst, Angst vor der Zukunft, verträgt weder Geräusche noch Musik, Unruhe.	Geräusche, Musik, im warmen Zimmer, abends und nachts. Liegen auf der kranken Seite.	Bei Schweißausbruch, in frischer Luft.
Reizbar.	Beim Erwachen, früh-morgens, Bewegung, nach dem Essen, abends, beim Stehen. Inspiration von kühler Luft.	In frischer Luft, außer deren Einatmung.

Mittel	Klinische Symptome	Leitsymptome
Belladonna	Sämtliche akuten Pharyngitiden, insbesondere wenn sie mit Aufregungszuständen und anderen heftigen Gemütserregungen einhergehen.	Außerordentliche Körperhitze mit rotem brennend heißem Gesicht, aber oft kalten Füßen. Wenig toxische Symptome. Blutgefäße überfüllt und angeschwollen. Füße oft eiskalt. Kein Durst während des Fiebers. Organe sind hochrot mit glänzender, spiegelnder Oberfläche, meist starke Schwellung, Schweiße vor allem am Kopf. Appetitlosigkeit, Gefühl von Zusammenschnürung der Kehle, so daß er nichts schlucken kann, wasserscheu. Übelkeit und Erbrechen, Tonsillen geschwollen mit Erschwerung des Schluckaktes, besonders für Flüssigkeiten. Pupillen erweitert. Exophthalmus, Photophobie.
Capsicum	Akute Pharyngitis mit Brennen im hintern Nasenrachenraum.	Hitzeempfindung in den Fauces, brennende Schmerzen im Nasenrachenraum und in der Kehle, welche gegen die Ohren ausstrahlen. Zusammenschnürungsgefühl der Kehle. Tendenz der Entzündung, auf die Ohren und insbesondere auf das Mastoid überzugreifen. Plethorischer Habitus. Fleckige rote Wangen. Bei Fieber Neigung zu Frösteln, begleitet von schlechter Laune. Frösteln besonders ausgesprochen nach dem Trinken. Durst geht dem Frost voran. Kopfweh.

Psyche	Verschlimmerung	Besserung
Heftige Gemütserregungen, Wutanfälle, beißt, schlägt, Neigung zu entfliehen, will nicht sprechen, Überempfindlichkeit der Sinne.	Berührung, Erschütterung, Geräusch, Luftzug, nachmittags, beim Liegen.	Hochlagerung des Körpers.
Neigung zu Heimweh. Schläfrigkeit. Will allein gelassen werden. Träge.	Frische und kalte Luft, beim Abdecken, Luftzug.	Wärme, während des Essens.

Mittel bei Pharyngitis acuta et chronica

Mittel	Klinische Symptome	Leitsymptome
Hepar sulfuris	Nasopharyngitis nach Erkältungen, meist begleitet von Heiserkeit, bellendem kruppösem Husten und Kurzatmigkeit.	Empfindung wie von stechenden Splittern in der Kehle, welche nach den Ohren ausstrahlt, schlimmer beim Schlucken, Nase entzündet, oft Ulcerationen an den Nasenlöchern und der Schleimhaut, Niesreiz oder Verstopfung der Nase beim Gehen in der frischen Luft oder bei kalten Winden. Husten am Abend trocken, am Morgen feucht. Bronchitis der großen Bronchien, begleitet von sehr schmerzhaftem Husten und Schweißen, welche **nicht** erleichtern. Auswurf schleimig-eitrig, übelriechend, nur tags.
Justicia	Nasopharyngealkatarrh, begleitet oder gefolgt von Bronchitis.	Schmerzhafter, trockener Nasopharyngealraum, schlimmer beim Leerschlucken. Trockener Mund, begleitet von trockenem Husten, Heiserkeit und Schmerzen im Kehlkopf. Niesreiz. Beengungsgefühl über der Brust. Zäher Schleim im Nasenrachenraum, der fest haftet, kein Auswurf wegen der Zähigkeit der Sekretion.
Kalium bichromicum	Schleimiger Nasenrachenkatarrh, schleimige gelblich-grüne Sekretion aus Nase, Rachen oder Bronchien in großer Menge.	Trockene rauhe Nase oder Kehle, möchte ständig die Nase schnauben, es kommt aber kein Sekret heraus, Druckgefühl und Schmerzen über der Nasenwurzel. Bei längerer Dauer der Affektion Ulceration des Septum. Zunge trocken, glänzend rot oder landkartenähnlich.

Psyche	Verschlimmerung	Besserung
Kleinigkeiten bringen ihn auf, querulierischer Charakter, Angstgefühle am Abend und in der Nacht.	Leichtester Luftzug. Kalte trockene Winde, Gehen ins Freie. Liegen auf der schmerzhaften Seite.	Feuchtes Wetter, Warmhalten des Kopfes, Wärme, nach dem Essen.
	Geschlossenes warmes Zimmer (nur Husten).	
	Kälte, aber auch sehr heißes Wetter, frühmorgens (gewaltige Hustenanstrengungen, um den vielen Schleim auszuhusten, meist aber mit ungenügendem Erfolge).	Wärme.

Mittel	Klinische Symptome	Leitsymptome
Mercurius vivus	Akuter Nasopharyngealkatarrh.	Starker Niesreiz besonders beim Sehen in die Sonne, reizender Ausfluß aus Nase und Rachen, Schmerzen und Schwellung des knöchernen Teils der Nase, Berührung der Nase tut unangenehm weh, Nasenbluten nachts, das Blut gerinnt sofort. Spießartiger Schmerz im Nasenrachenraum oder Gefühl von Rauhigkeit und Brennen. Das Retronasalsekret ist dünner als das Nasensekret. Bleiches, erdfarbiges Gesicht, oft aufgedunsen. Neigung zu Schweißen, welche nicht erleichtern. Metallischer Geschmack im Munde. Äußerst erkältlich, besonders bei Wetterwechsel. Neigung zum Schlucken.
Phytolacca	Nasopharyngitis, meist von einer Angina ausgehend.	Rachen dunkelrot oder blaurot mit Empfindung von Hitze, Enge oder Rauhigkeit; oft pseudomembranöse Ausschwitzungen von grau-weißer Farbe. Schlucken von heißen Speisen besonders beschwerlich. Schießende Schmerzen in die Ohren beim Schlucken. Schmerzen der Zungenwurzel. Ist die Pharyngitis von Schnupfen begleitet, so fließt oft nur ein Nasenloch, bei gleichzeitigem Sekret in den Rachen hinunter. Affektion oft begleitet von schießenden Schmerzen, wie elektrische Schläge, in die Glieder hinaus, oder auch von rechtsseitigem Schulterschmerz mit Schwierigkeit, den Arm zu heben.

P s y c h e	V e r s c h l i m m e r u n g	B e s s e r u n g
Schlechtes Gedächtnis, langsam im Antworten.	Nachts, feuchtes Wetter, Wetterwechsel, Schwitzen, warmes Zimmer und warmes Bett.	
Rüpelhaft, Mangel an Feingefühl.	Regenwetter, feuchtes Wetter, Kälte, nachts, Wechsel der elektrischen Verhältnisse in der Atmosphäre. Bewegung, Rechtslateralität.	Ruhe, Wärme, trockenes Wetter.

Mittel bei Pharyngitis acuta et chronica

Mittel	Klinische Symptome	Leitsymptome
Sanguinaria	Pharyngitis.	Rachen geschwollen oder auch trocken mit Zusammenschnürungsgefühl. Brennende Empfindung. Weiß belegte Zunge mit Brennen. Typische Rechtslateralität. Neigung zu Kopfweh über dem rechten Auge mit Hitzewallungen zum Kopf und in die Stirne, begleitet von Übelkeit.
Sanguinaria nitrica	Nasopharyngitis.	Reichliches, wässeriges, brennendes Sekret mit Tendenz zu Nasenverstopfung. In anderen Fällen Trockenheit. Das Nasensekret ist fest haftend und kann nur mit Mühe herausgebracht werden; starkes Niesen. Rauhigkeit und empfindlicher Schmerz im Nasenrachenraum. Nasenpolypen.

Psyche	Verschlimmerung	Besserung
	Bewegung, Berührung, süße Speisen, Gerüche.	Saure Speisen und Getränke, Dunkelheit, Schlaf.
	Kälte, Spazieren in frischer Luft, oft tags Fließschnupfen, nachts Trockenheit im Nasenrachenraum.	

Mittel	Klinische Symptome	Leitsymptome
Apis mellifica	Otitis interna und externa.	Äußeres Ohr und Gehörgang entzündet, hochrot, geschwollen mit Ödem und stechenden Schmerzen, kein Durst.
Belladonna	Siehe Seite 20.	
Bryonia	Otitis interna und externa, Kopf- und Ohrenschmerzen, die sich bei jeder Bewegung verschlimmern. Heftiger Durst.	
Cactus grandiflorus	Otitis interna und externa.	Empfindung, als ob der Kopf mit einem Band zusammengeschnürt würde, Blutandrang zum Kopf mit Kopfweh. Blutgefäße am Kopf stark dilatiert. Pulsationen im Ohr.
Calcarea carbonica	Otitis interna und externa, Ohrpolypen.	Antipsoricum, grundsätzlich nur bei chronischen Affektionen zu geben, kann aber bei Indikation auch bei akuten Otitiden Wunder wirken, wenn seine Symptome vorhanden sind. Drüsenschwellungen, stechende Schmerzen, Pulsationen im Ohr. Empfindung von Kälte am Kopf und auf der Brust an umschriebenen kleineren Stellen. Neigung zu Süßem, verträgt die Milch nicht, Neigung zu Kopfschweißen, besonders nachts. Dickes Kind mit bleicher Gesichtsfarbe; heißer Kopf bei geistiger Anstrengung, z. B. Schulaufgaben. Anfällig für Schnupfen mit schleimigem Sekret.

Psyche	Verschlimmerung	Besserung
Apathie, Schläfrigkeit, Ungeschicklichkeit (läßt Dinge fallen).	Wärme in jeder Form, Berührung, in warmen und geschlossenen Räumen, Rechtslateralität.	Frische Luft. Abdecken und kalte Applikationen.
Reizbar.	Bewegung, Wärme, morgens, Berührung.	Liegen auf der schmerzhaften Seite. Ruhe.
Schlecht gelaunt, ängstlich, einsilbig.	Nachmittags, Liegen auf der linken Seite, 11 Uhr und 23 Uhr.	Frische Luft.
Ängstlich, hartköpfig, Abneigung gegen Schularbeiten.	Körperliche und geistige Anstrengung, Kälte, feuchte Kälte. Wasser, Vollmond, Stehen.	Trockenheit, warmes trockenes Wetter, Liegen auf der schmerzhaften Seite.

Mittel bei Ohrenerkrankungen

Mittel	Klinische Symptome	Leitsymptome
Capsicum	Otitis media.	Brennende und stechende Schmerzen in den Ohren, mit Schwellung hinter dem Ohr oder Druckempfindlichkeit des Mastoid. Dickes Kind mit fleckigen, roten Wangen und schwach entwickelten Testikeln. Durst, fängt an zu frösteln, wenn es trinkt. Trockenheit in Kehle und Pharynx.
Hepar sulfuris	Bei akuter Otitis media, Beginn der Eiterbildung vor dem Durchbruch; auch wenn Trommelfell durch Eiter vorgewölbt ist.	Äußerst kälteempfindlich, durch kalte Winde, trockenes kaltes Wetter, Luftzug. Das Ohr ist außerordentlich empfindlich und darf kaum berührt werden, fröstelig in frischer Luft und bei leichtestem Luftzug. Trockene Hitze nachts, gefolgt von profusem Schweißausbruch, der meist sauer riecht.
Kalium bichromicum	Otitis media.	Schwellung des äußeren Ohres, mit ziehenden Schmerzen, wenn Ausfluß, ist er reichlich, gelblich, zäh, fadenziehend und oft übelriechend. Dickes Kind, blond. Zäher fadenziehender Speichel. Dieses Mittel eignet sich meist erst dann, wenn das Trommelfell perforiert ist und der Ausfluß eingesetzt hat.
Lachesis	Otitis media.	Ziehende Schmerzen aus der Gegend des Os zygomaticum gegen das Ohr. Linkslateralität. Hartes trockenes Ohrschmalz.

Psyche	Verschlimmerung	Besserung
Heimweh, möchte allein gelassen werden.	Hitze, während des Essens.	Frische Luft, Abdecken.
Reizbar, ängstlich abends und nachts.	Kalte trockene Winde, frische Luft, Luftzug, Berührung, Liegen auf der kranken Seite.	Feuchtes Wetter, Warmhalten des Kopfes, Wärme im allgemeinen, nach dem Essen.
	Früh morgens, sehr heißes Wetter und Kälte.	Mäßige Wärme.
Schwatzhaftigkeit. Denkt laut, eifersüchtig, Frostschauer im Rücken, aufwärtsziehend mit eiskalten Füßen. Hitzewellen gegen den Kopf oder da und dort, plötzlich auftretend oder verschwindend. Warmer, mitunter rötlich gefärbter Schweiß. Auftreten der Erkrankung meist im Frühling und im Herbst, Neigung zu Cyanose.	Nach dem Schlaf, Frühling, warme Bäder, Druck, insbesondere Kleiderdruck, warme Getränke.	Sobald Ausflüsse auftreten, wie Schweiß, Fließschnupfen, Regeln usw. Feuchte, mäßig warme Umschläge.

Mittel bei Ohrenerkrankungen

Mittel	Klinische Symptome	Leitsymptome
Mercurius	Siehe Seite 270.	
Mercurius corrosivus	wie *Mercurius*.	Angezeigt beim Vorhandensein von Mercurius-Symptomen, aber wenn im Ohr starke Pulsationen vorhanden sind oder beim Auftreten von fötidem Ohrausfluß, ferner beim Vorhandensein oder bei Neigung zu Durchfällen und Tenesmen oder bei heftigen hochroten Anginen mit Schwellung der Uvula und der Halsdrüsen. Indikationen zu diesem Mittel treten besonders im Herbst auf.
Pulsatilla	Otitis externa und media. Katarrhalische Otitis, Otalgie mit Nachtverschlimmerung.	Nicht reizender, dicker, gelber Ohrausfluß, äußeres Ohr geschwollen, heiß und rot.
Rhus toxicodendron	Otitis media, Schmerzen in den Ohren.	Schmerzen in den Ohren, Ohrläppchen geschwollen, geschwollene Cervicaldrüsen mit ausstrahlenden Schmerzen gegen die Ohren, besonders nachts.
Sanguinaria	Brennende Schmerzen in den Ohren, begleitet von rechtsseitigem Stirnkopfweh und Hitzewallungen in den Kopf bei gleichzeitiger Übelkeit.	Nasen- und Ohrenpolypen. Abneigung gegen Butter. Äußerst markierte Rechtslateralität. Heftiger Durst. Schmerzen in der Lebergegend und in der rechten Schulter.
Sulfur	Otitis media.	Patient hat ständig zu heiß, verlangt nach leichten Kleidern. Unordentlich; Neigung nach Süßem, Hungergefühl um 11 Uhr. Brennende Empfindungen, insbesondere an den Handflächen. Hitzewellen, Röte der Körperöffnungen, besonders der Lippen und des Anus.

Psyche	Verschlimmerung	Besserung
wie *Mercurius*.	wie *Mercurius*.	wie *Mercurius*.
Sanfter Charakter, himmelhoch jauchzend, zu Tode betrübt, sehr empfindlich und empfindsam.	Fette, fettes Gebäck, Schweinefleisch, warmes Zimmer, abends.	Frische Luft, mäßige Bewegung, kalte Speisen und Getränke.
Extreme Unruhe, mit ständigem Verlangen nach Lagewechsel, ängstlich nachts, hat Angst, am Abend allein im Bette zu bleiben.	Während des Schlafes, kaltes regnerisches Wetter, bei ruhiger Lage. Rechtsseitenlage.	Wärme, trockenes Wetter, Bewegung, Lagewechsel, Reiben und Frottieren.
—	Bewegung, Berührung.	Saure Speisen und Getränke, Schlaf, Dunkelheit.
Egozentrisch, reizbar, keine Rücksicht auf die andern nehmend, Abneigung gegen Arbeit oder dann wieder außerordentlich geschäftig in Dingen, die keinen Zweck haben; faul; unordentlich.	Geschlossenes Zimmer, Wärme, kalte Bäder, Ruhe, beim Stehen, 11 Uhr.	Trockenes warmes Wetter. Liegen auf der rechten Seite.

Husten und Bronchitis

Der Husten gilt in der Schulmedizin nicht als Krankheit, sondern nur als Symptom. Er ist aber nicht weniger und nicht mehr ein Symptom, als zum Beispiel die Bronchitis und all die übrigen akuten Krankheiten, nur daß beim Husten die anatomo-pathologischen Begleitsymptome so gering sind, daß sie in der Regel mit den üblichen Methoden, z. B. der Auskultation usw. nicht festgestellt werden können. Die Behandlung des Hustens verlangt einige Erfahrung, indem der Blick erst geschärft werden muß für die kleinen Differenzen, die zwischen den verschiedenen Hustenformen bestehen und daher dem in der Klinik ausgebildeten Arzte, der darauf eingestellt ist, massiveren anatomo-pathologischen Veränderungen nachzuforschen, nicht auffallen. Wichtig ist, daß man das homöopathisch angezeigte Mittel findet. Wenn dies der Fall ist, kann die Wirkung eine schlagartige sein, so daß Patienten, die wochenlang gehustet und die Eltern zur Verzweiflung gebracht hatten, weil alle verschriebenen Narkotica nichts nützten, oft innerhalb weniger Stunden, ja mitunter sogar Minuten wie durch Zauberschlag geheilt werden können. Da aber sehr zahlreiche Mittel für die Behandlung des Hustens in Frage kommen, mußte ich danach trachten, dem behandelnden Arzte die Auswahl des passenden Mittels möglichst zu erleichtern und glaubte, dies dadurch zu erreichen, daß ich einmal die Mittel weglie
ß, die nur selten in Betracht kommen, und zweitens durch maximale Beschränkung in der Auswahl der Symptome. So wurden in der Regel nur die Leitsymptome und die Modalitäten berücksichtigt, da diese ausschlaggebend sind. Die psychischen Symptome wurden nur ausnahmsweise berücksichtigt, nämlich wenn sie von ausschlaggebender Wichtigkeit sind. Im allgemeinen wird es aber beim Husten nicht nötig sein, die Psyche des Patienten genau zu studieren, denn es genügt in der Regel auf Grund der Leitsymptome, der Beschaffenheit des Auswurfs und der Modalitäten zu verordnen.

Mittel bei Husten und Bronchitis

Die Mittel, welche auch vorzüglich bei Husten ohne klinischen Befund auf den Bronchien in Betracht kommen, sind mit * bezeichnet.

Mittel	Klinische Symptome	Leitsymptome
* *Aconit*	Husten und erste Stadien der Bronchitis, wenn diese nach Erkältung auftritt, mit ziemlich heftigem Fieber einhergeht und ihre Evolution sehr rasch verläuft.	Trockener, kruppöser Husten, Atem erschwert bei leichtester Bewegung. Das Kind greift an den Kehlkopf, sobald es hustet. Empfindlich auf Einatmung kalter Luft. Larynx empfindlich.
* *Aesculus hippocastanum*	Bronchitis bei Kindern mit Störung der Leberfunktion.	Patient empfindet die aspirierte Luft als kalt und unangenehm; sie reizt die Nasen- und Rachenschleimhäute. Trockene Nase und Rachen, Niesreiz begleitet von Leberstörungen und im späteren Alter von Hämorrhoiden. Tränenfluß, metallischer Mundgeschmack und dick belegte Zunge mit brennender Empfindung. Stechender Schmerz im Pharynx gegen die Ohren ausstrahlend. Follikuläre Pharyngitis, Venen im Pharynx erweitert und geschlängelt, Zusammenschnürungsgefühl auf der Brust, Laryngitis, Rückenschmerzen.
* *Allium cepa*	Hackender Husten, besonders bei Einatmung kalter Luft.	Husten bei oder im Anschluß an akuten Schnupfen, Kitzelreiz im Kehlkopf oder Empfindung, als ob dort ein Dorn oder ein Haken stecke. Druck über dem Sternum mit Beklemmung. Nasensekret reizend, Tränenfluß aber nichtreizend.
* *Alumina*	Husten meist trocken, am Morgen feucht, bis der erste Schleim ausgehustet wurde, dann trocken.	Husten am Morgen beim Erwachen begleitet von Heiserkeit oder Aphonie und Kitzelreiz im Kehlkopf, pfeifende Atmung mit Rasselgeräuschen. Zusammenschnürungsgefühl auf der Brust.

Psyche	Verschlimmerung	Besserung
Angst, Angst vor der Zukunft, verträgt weder Geräusche noch Musik, Unruhe.	Geräusche, Musik, im warmen Zimmer, abends und nachts. Liegen auf der kranken Seite.	Bei Schweißausbruch, in frischer Luft.
Reizbar.	Beim Erwachen, früh-morgens, Bewegung nach dem Essen, abends, beim Stehen. Aspiration von kühler Luft.	In frischer Luft, außer deren Einatmung.
	Im warmen Zimmer, nachmittags.	Im Freien.
	Morgens, nach dem Erwachen, Singen, Sprechen.	

Mittel bei Husten und Bronchitis

Mittel	Klinische Symptome	Leitsymptome
Ammonium carbonicum	Bronchitis bei fetten Kindern mit wenig widerstandsfähiger Muskulatur und geringer Reaktionsfähigkeit.	Atemnot und Kurzatmigkeit mit schleimigem Sputum und gelegentlichen Blutbeimengungen. Neigung zu Emphysem. Heiserkeit. Husten um 3 Uhr. Ständig müde und träge. Schleppt sich tatenlos herum; außerordentlich fröstelig. Verlangt nach Wärme. Deckt sich warm zu. Bleiche Gesichtsfarbe. Ödematöser aufgedunsener Körper.
* *Antimonium crudum*	Husten variabel.	Weißbelegte Zunge, Husten beim **Eintreten** in ein **warmes Zimmer**.
Antimonium tartaricum	Mit *Ipecacuanha*, eines der am häufigsten bei Bronchitis acuta angezeigten Mittel.	Massenhaft Rasselgeräusche, aber geringer Auswurf, rascher kurzer und schwieriger Atem mit Erstickungsanfällen, welche den Patienten zwingen, sich aufzusetzen. Rascher, schwacher Puls, **weißbelegte Zunge.** Cyanose des Gesichtes und der Lippen; Schweißausbruch im Gesicht, Heiserkeit, Schläfrigkeit, allgemeine Schwäche.
* *Aralia racemosa*	Trockener Husten.	Hustenanfälle treten einige Zeit nach dem Einschlafen auf. Kulminationspunkt 23 Uhr. Kitzelreiz in der Kehle, wie von einem Fremdkörper. Rauhe Empfindung hinter dem Sternum. Wenn von Schnupfen begleitet, ist das Nasensekret reichlich, wässerig und reizend.
Arsenicum album	Akute Bronchitis bei frösteligen, mageren adynamischen Kindern mit Expectoration von geringen Mengen eines schaumigen Auswurfes.	Schmerzen im rechten Lungenoberlappen. Brennende Hitze im ganzen Körper. Trockener Husten.

Psyche	Verschlimmerung	Besserung
Deprimiert, indolent, Neigung zum Jammern, unordentlich, unsauber in bezug auf seinen Körper; Abneigung, sich zu waschen; zerstreut, aber sehr empfindlich auf alles, was die andern Leute sagen.	Körperliche Anstrengung, Treppensteigen, 3—4 Uhr, feuchtkaltes Wetter.	Liegen auf der schmerzhaften Seite und auf dem Magen. Trockenes Wetter.
	Beim Eintreten ins warme Zimmer.	
Angst, allein zu sein.	Abends; Liegen, besonders nachts; Wärme, feuchtkaltes Wetter, saure Speisen, Milch.	Aufsitzen, Luftaufstoßen, Expectoration.
	Vor Mitternacht; beim sich Niederlegen.	
Große Angst, verbunden mit innerer Unruhe, muß kontinuierlich den Platz wechseln. Angst, allein zu sein, verbunden mit kalten Schweißen. Reizbare Schwäche, egozentrisch.	Nach Mitternacht, Kälte, kalte Getränke und Speisen, feuchtes oder Regenwetter. Rechtslateralität.	Wärme. Hochlagerung des Kopfes, warme Getränke.

Mittel	Klinische Symptome	Leitsymptome
Bryonia	Akute Bronchitis mit Stichen auf der Brust und geringem Auswurf. Husten trocken, hackend.	Trockene Schleimhäute, starker Durst, rasche Atmung. Stiche auf der Brust. Bedürfnis, tiefe Atemzüge zu machen, um die Lunge auszudehnen.
Calcarea carbonica	Trockener Husten.	Fetter, frösteliger Patient mit Ellenbogenwinkel unter 180°. Verlangen nach Süßem, nächtliche Kopfschweiße.
Carbo vegetabilis	Bronchitis mit Pfeifen und Rasseln in der Brust. Husten spastisch oder hackend, begleitet von tiefer, rauher Stimme.	Starkes Bedürfnis nach Luft, besonders frischer, Beklemmung, Heiserkeit und Husten mit Verschlimmerung am Abend und brennenden Schmerzen in der Brust. Außerordentlich fröstelig, verträgt aber das warme Zimmer nicht. Kalte Füße und Beine bis zum Knie.
Causticum	Trockener Husten mit wenig Expectoration.	Schmerzhafte Empfindung in der Trachea, wie wenn diese rauh oder wund wäre, oft begleitet von Aphonie oder Heiserkeit. Empfindung von Schleimansammlung unter dem Brustbein, welcher nicht ausgehustet werden kann. Harnträufeln beim Husten.
Chelidonium	Bronchitis bei Kindern mit schwacher Leber oder gestörter Leberfunktion. Nur rechter Bronchialbaum betroffen.	Schmerzgefühl in der rechten Brustseite mit Ausstrahlung in die rechte Schulter und nach dem unteren Winkel des rechten Schulterblattes. Atmung erschwert. Rasche und mangelhafte Atmung, wenig Auswurf und schwer hochzubringen. Beim Husten fliegen kleine Schleimklümpchen aus dem Munde. Beklemmung auf der Brust; Heiserkeit am Nachmittag. Rechtsseitiges Stirnkopfweh mit

Psyche	Verschlimmerung	Besserung
Außerordentlich reizbar, eine Kleinigkeit verdirbt ihm die Laune.	Durch Essen und Trinken, beim Eintreten ins warme Zimmer. Respirationsbewegung.	Liegen auf der schmerzhaften Seite, Druck, Ruhe und kalte Getränke.
	Trockene und feuchte Kälte. Nachts, beim Essen und Klavierspielen.	Warmes Wetter.
Angst vor Dunkelheit, faul.	Abends, nachts, Kälte, fette Nahrung, feuchtwarmes Wetter. Trockener Husten am Morgen.	In frischer Luft, wenn man ihm Luft zufächelt, Luftaufstoßen.
	Morgens und abends, Bettwärme, beim Liegen.	Trinken eines Schluckes kalten Wassers.
	Rechtslateralität, Bewegung, Berührung, Wetterwechsel, morgens früh.	Nach dem Mittagessen, aber nur für kurze Zeit, Druck.

Mittel	Klinische Symptome	Leitsymptome
		Ausstrahlung ins rechte Ohr und in den Nacken. Eiskalte Finger, besonders Fingerspitzen und Occipitalgegend. Verstopfung mit schafskotähnlichen Stühlen.
	Husten: kurze erschöpfende Hustenstöße.	Empfindung von Flaum in der Luftröhre, der gerade ein wenig tiefer sitzt, als daß ihn die Hustenstöße hochbringen könnten.
China	Husten bellend, keuchhustenähnlich, Paroxysmen, spastisch, heftig.	Husten begleitet von Glottisspasmen.
Conium	Trocken, kontinuierlich, hackend.	Empfindung einer trockenen Stelle im Kehlkopf, die juckt und dadurch den Husten hervorbringt; kälteempfindlicher Patient, fröstelig.
Drosera	Bronchitis mit heftigem Husten, besonders nach Mitternacht, bei tuberkulinischen Kindern.	Tiefer bellender heiserer Husten, schlimmer nach Mitternacht, gelblicher Auswurf, Heiserkeit, Kälte in der linken und Hitze in der rechten Gesichtshälfte, Schmerzen im rechten Hüftgelenk und in den Oberschenkeln, Wärmeempfindung in den Gliedern; sehr fröstelig, sogar wenn er warm zugedeckt ist im Bett, hustet tags nicht oder wenig. Tuberkulinismus.
Dulcamara	Bronchitis mit Dyspnoe.	Rasselgeräusche beim Husten, der meist lose ist, aber Hochbringen des Auswurfes gelingt nur durch dauerndes Husten.

Psyche	Verschlimmerung	Besserung
		81
Schlecht gelaunt, widerspenstig, verlangt alles mögliche, und wenn man ihm das Gewünschte bringt, wirft er es weg.	Nachts, Sonne, Sommer.	Nichts.
	Abends, nachts, beim Sichniederlegen, Sprechen und Lachen. Während der Schwangerschaft.	Mäßige Bewegung.
	Nach Mitternacht Liegen, Bettwärme, Trinken, Sprechen, Lachen und Singen.	
	Kälte, feuchtkaltes Wetter. Herbst.	Warmes Wetter.

Mittel bei Husten und Bronchitis

Mittel	Klinische Symptome	Leitsymptome
Eupatorium perfoliatum	Schnupfen, Influenza.	Husten in der Folge von Schnupfen, begleitet von Heiserkeit und Schmerzen in der Brust; der vorangehende Schnupfen ist charakterisiert durch blanden Nasenfluß und reizenden beißenden Tränenfluß, sowie Verschlimmerung im warmen Zimmer.
* *Ferrum phosphoricum*	Erste Phase akuter Bronchitis, besonders wenn dieselbe die kleineren Bronchien befällt und an der Grenze ist gegen die Pneumonie.	Auswurf oft blutig oder rostbraun, kurzer, heftiger Husten von Schmerzen begleitet, Heiserkeit.
* *Hepar sulfuris*	Husten, **abends trocken** mit Heiserkeit. **Morgens feuchter** Husten mit Expectoration.	Husten hervorgerufen durch Abkühlung oder Abdecken eines Körperteiles, auch durch Essen oder Trinken von Kaltem. Kruppöser Husten. Rasselgeräusche auf der Lunge.
* *Hyoscyamus*	Trockener, spastischer Husten, besonders nachts.	Kitzelreiz in der Kehle, Empfindung, als ob das Halszäpfchen zu lang wäre und kitzle.
* *Jodum*	Trockener Husten.	Husten durch Kitzelreiz im Larynx hervorgerufen; Heiserkeit, Empfindung von Rauhigkeit und Kitzel in den oberen Luftwegen, Tachycardie, Kälteempfindung, welche vom **Kopf** zur Kehle und zu den Bronchien heruntersteigt, Schwächegefühl auf der Brust, Heißhunger.

Psyche	Verschlimmerung	Besserung
		In Knie-Ellenbogenlage.
	Beim Laufen und körperlicher Anstrengung.	Husten besser nachts.
Queruliererischer Charakter.	Abkühlung, trockene Kälte, kalte Winde, Luftzug.	Feuchtwarmes Wetter, Regenwetter.
Nervöser Typus, hypersensibel, Schlaflosigkeit, schwatzhaft, mißtrauisch, durstig.	Beim Sichniederlegen.	Aufsitzen, tags.
Nervöses Kind.	Im warmen Zimmer.	In frischer Luft.

Mittel bei Husten und Bronchitis

Mittel	Klinische Symptome	Leitsymptome
* *Ipecacuanha*	Kontinuierlicher Husten, begleitet von Atemnot und Erstickungsgefühl.	Pfeifen und Rasseln auf der Brust, wie wenn die Bronchien voll von Schleim wären, doch muß nur wenig ausgehustet werden, Zusammenschnürungsgefühl auf der Brust. Heiserkeit und Aphonie, **saubere Zunge.**
Kalium bichromicum	Hackender Husten, Verschleimung der Lunge.	Typisch ist reichliche Absonderung eines dicken, fadenziehenden, an den Schleimhäuten haftenden und meist gelblichen Schleimes. Der Husten ist begleitet von Schmerzen in der Gegend des Brustbeines, welche gegen die Schultern ausstrahlen.
* *Kalium carbonicum*	Trockene harte Hustenstöße.	Dieser Husten tritt meistens am Morgen um 3 Uhr auf und ist begleitet von stechenden Schmerzen auf der Brust, welche durch Inspiration verstärkt werden; Herausfliegen von kleinen Schleimklümpchen aus dem Mund beim Husten. Geringer Auswurf, der sich aber verstärkt am Morgen und nach dem Essen, Kälteempfindung auf der Brust, pfeifender Atem, Erkältlichkeit, Angstgefühl in der Magengegend.
* *Lachesis*	Husten trocken, atemraubend, Kitzelhusten.	Äußerst empfindlicher Kehlkopf auf Druck und Berührung, Empfindung von Atemnot und Zusammenschnürung in den oberen Brustpartien und im Halse, Verlangen, tiefe Atemzüge zu nehmen.

Psyche	Verschlimmerung	Besserung
	Feuchtwarme Winde, Liegen.	
	Beim Auskleiden, morgens; Kälte.	Wärme.
	Luftzug; Kälte; 3 Uhr. Liegen auf der linken oder auf der schmerzhaften Seite.	Warmes Wetter, tagsüber, bei mäßiger Bewegung.
	Feuchtwarmes Wetter, Druck, unterdrückte Ausflüsse (Regeln, Schweiß). Nach Schlaf, morgens früh, Berührung und leichter Druck.	Auftreten von Ausflüssen, warme Umschläge.

Mittel	Klinische Symptome	Leitsymptome
* *Lobelia inflata*	Variabler Husten.	Empfindung eines Gewichts auf der Brust, mit Besserung bei raschem Gehen; Empfindung, als ob das Herz stillstehen würde; Neigung, sich an den Kehlkopf zu greifen.
* *Manganum acet.*	Husten trocken, rauh, von Zusammenschnürungsgefühl begleitet.	Schlimmer am Abend, **bessert** sich aber sofort durch **Niederlegen.**
* *Nux vomica*	Husten trocken, hackend.	Der Husten ist meist begleitet oder gefolgt von Kopfweh, wie wenn der Kopf zerspringen wollte, Völlegefühl des Magens, Kälteempfindlichkeit.
* *Phosphorus*	**Kitzelhusten.**	Kitzelempfindung in der Gegend der **Trachealbifurkation,** fliegende Brusthitze, Empfindlichkeit oder Schmerzhaftigkeit des Kehlkopfes, Heiserkeit und Aphonie.
* *Pulsatilla*	Trocken am Abend und feucht am Morgen.	Typisch für den Husten am Abend, besonders bei empfindlichem sentimentalem Gemüt. Reichliche, schleimige, gelbliche Expectoration, verträgt Fett nicht.
Rumex	Trockener Husten.	Hustenanfälle, durch **Inspiration von kalter Luft** hervorgerufen.

Psyche	Verschlimmerung	Besserung
	Nachmittags, Kälte, kalte Abwaschungen.	Rasches Gehen wirkt günstig auf die Brustbeschwerden ein, Wärme, gegen Abend.
		Sichniederlegen.
Zornmütig, heftig, schmerzempfindlich.	Nach dem Essen, morgens beim Erwachen, Kälte, Trockenheit, Überarbeitung, Verdruß.	Ruhe, feuchtes Wetter.
Nervöse Schwäche.	Beim Sichniederlegen. Abends, Dämmerung, Linksseitenlage.	Rechtsseitenlage, nach Schlaf.
Sanfte Natur.	Warmes Zimmer, fette Nahrung. Abends.	Frische Luft, mäßige Bewegung.
	Druck, Sprechen, Inspiration von kalter Luft. Nachts, Abdecken.	

Mittel bei Husten und Bronchitis

Mittel	Klinische Symptome	Leitsymptome
Sanguinaria	Keuchhustenartiger Husten. Wenn Keuchhusten in Husten übergeht, der monatelang nicht weichen will.	Husten, begleitet und verursacht durch Magenstörungen, insbesondere auch Aerogastrie. Brennende Schmerzen in der rechten Brust, nach der rechten Schulter ausstrahlend, Dyspnoe, Zusammenschnürungsgefühl der Brust. **Nach Keuchhusten, wenn** sich derselbe über die normale Dauer hinauszieht. Starker Durst. Abneigung gegen Butter, aber Verlangen nach stark gewürzten Speisen. Rechtsseitiges Stirnkopfweh, begleitet von Übelkeit mit Kulminationspunkt um 12 Uhr.
Scilla	Kurze Hustenstöße. Trockener Husten.	Muß tief Atem nehmen, Dyspnoe, Stiche in der Brust, Kontraktionen der Abdominalmuskulatur. Reichliche Expectoration (schleimig-eitrig). Abgang von Urin beim Husten. Eisig kalte Hände und Füße bei sonst warmem Körper.
Senega	Trocken, hackend.	Husten ist oft gefolgt von Niesen, Rasselgeräusche in der Brust und **Schmerzhaftigkeit** des Thorax sind typisch. Viel Schleim in den Bronchien und Empfindung eines **Gewichtes auf der Brust.** Schleim wird schwer hochgebracht.
Spongia	Husten trocken, bellend, kruppös.	Trockenheit in allen Teilen des Respirationstractus. Heiserkeit, pfeifende Atmung mit Beklemmungsgefühl.

Psyche	Verschlimmerung	Besserung
	Süßigkeiten, Rechtslateralität, Bewegung, Berührung.	Schlaf.
	Bewegung.	Ruhe.
	Frische Luft, beim Gehen.	Rückwärtsbeugen des Kopfes.
	Kalte Luft, körperliche Bewegung, vor Mitternacht.	Wärme, Flachliegen.

Mittel	Klinische Symptome	Leitsymptome
Sticta	Husten trocken, hackend.	Husten, in der Folge von Schnupfen und Katarrhen der oberen Luftwege auftretend. Jeder Schnupfen geht in Bronchitis über. Husten am Morgen feuchter als am Abend. Husten nach Masern.
Verbascum	Variabler Husten.	Husten, begleitet von außerordentlich tiefer, heiserer Stimme, tönt wie eine Baßtrompete. Husten täglich zur **selben** Stunde auftretend.

	Inspiration, Temperaturwechsel.	
	Nachts, während des Schlafs, Temperaturwechsel, Sprechen, Niesen, zwischen 9 und 16 Uhr.	

Akute Zustände in der Bauchhöhle

Derartige Störungen sind bei Kindern außerordentlich häufig. Das von der Klinik aus Bekannte wird hier vorausgesetzt, ich beschränke mich hier lediglich auf einige ergänzende Bemerkungen.

1. W ü r m e r : Dieses Problem ist naturgemäß mit den Parasiten und der Aufnahme von Wurmeiern aus der Nahrung nicht erschöpft, denn wir nehmen alle von Zeit zu Zeit, wohl mehrmals wöchentlich, Wurmeier mit der Nahrung auf, und zwar solche der verschiedensten Arten. Bei dem einen vermögen dann die Ascariden zur Entwicklung zu gelangen, beim andern die Oxyuren, der dritte bleibt frei von Würmern. Dies beweist, daß für die Entwicklung der Parasiten mit Intestinaltrakt eine gewisse Disposition bestehen muß, ansonst sich die Parasiten nicht entwickeln können. Diese Disposition muß in erster Linie bekämpft werden, ansonst periodisch Reinfektionen auftreten und alle Kuren illusorisch sind. Infolgedessen sind die Maßnahmen der Schulmedizin, welche sozusagen ausschließlich darauf gerichtet sind, die Würmer auszutilgen, in der Regel nicht zureichend. Die Bekämpfung der Disposition geschieht mit den jeweils homöopathisch indizierten Mitteln, von welchen in den folgenden Tabellen die Symptome der wichtigeren genannt sind. Man kann die Mittel entweder in Korsakoffschen Hochpotenzen geben (200.; M.; XM.), wobei stets die für die Dosierung vorgeschriebenen Wartezeiten nach der Verabreichung jeder Potenz strikte eingehalten werden müssen. Insbesondere nach der Schlußdosis darf während mindestens 2 Monaten kein anderes Mittel mehr gegeben werden, ansonst die Wirkung der Kur unbefriedigend bleibt. Gibt man hingegen LM-Potenzen, so beginnt man am besten zuerst mit der 6. LM, worauf nach entsprechender Kurdauer und Wartezeit die 12. und schließlich noch die 18. gegeben wird. In der Mehrzahl der Fälle wird dann der Organismus gegen die Würmer immun, und da dieselben die Existenzbedingungen im betreffenden Menschen nicht mehr vorfinden, verschwinden sie.

In hartnäckigen Fällen, insbesondere bei Oxyuriasis, kann die Wirkung der homöopathischen Potenzen noch durch folgende Diätschaukeltherapie verstärkt werden. Man gibt während 3 Wochen vorwiegend Fleischkost mit Eiern, Teigwaren und Brot und hierauf 3 Wochen lang eine lactovegetabilische Diät (Milchprodukte, Kartoffeln, Gemüse und Früchte), wobei aber das Brot und alle Produkte der ersten Diät möglichst gemieden werden sollten. Diese Schaukeltherapie wird 2 bis 3 Monate lang fortgesetzt, worauf man zu einer mehr vegetarischen Dauernahrung übergeht. In vielen Fällen ist es zweckmäßig, die Würmer auch direkt anzugreifen mit den in der Schule bekannten Anthelminthicis. Diese Kur sollte aber nicht eher als 1 Monat nach Beginn der homöopathischen Kur eingeleitet werden, d. h. erst nachdem eine gewisse Wider-

standskraft gegen die Würmer im Organismus geweckt wurde und besteht.
2. D u r c h f ä l l e : Durchfälle sind eine endogene Erkrankung, außer wenn
sie als interkurrente Störung infolge Genusses infizierter Nahrung auftreten.
Sie werden fast restlos und dauernd durch die homöopathische Behandlung
ohne jede Diät beseitigt, wenn das indizierte homöopathische Mittel gegeben
wird. Die Indikationen für die verschiedenen Mittel ergeben sich aus den folgenden Tabellen.
3. A b d o m i n a l e   S c h m e r z e n , K o l i k e n , u n d   p e r i t o n e a l e
R e i z z u s t ä n d e : Die Ursachen für diese Zustände sind recht mannigfaltig
und nur zum geringsten Teil bekannt. Selbstverständlich kann es sich um
organische Erkrankungen handeln, und gelegentlich findet man bei Kindern
mit solchen Störungen, die jahrelang von zahlreichen Ärzten behandelt wurden, ein Meckelsches Divertikel. Solche Fälle müssen naturgemäß operiert werden, worauf die Beschwerden in der Regel verschwinden. Es sind aber seltene
Ausnahmen.
4. A p p e n d i c i t i s : Ein großer Teil der obengenannten Patienten wird der
Appendektomie unterworfen. Wenn nämlich periodisch Schmerzen im Abdomen auftreten, insbesondere im rechten unteren Quadranten, denkt der heutige Arzt fast ausschließlich an eine chronisch rezidivierende Appendicitis, als ob
dies das einzige Organ wäre, welches derartige Störungen verursachen könnte.
Man sagt dann den Eltern: Es handelt sich um eine subakut verlaufende Appendicitis, die zwar momentan nicht mit Lebensgefahr verbunden ist, so daß man
mit der Operation noch zuwarten könnte. Wenn sich aber solche Anfälle 2-
oder 3mal wiederholen, dann würde sich die Entfernung der Appendix empfehlen, indem dadurch die Ursache der Anfälle beseitigt wird. Tatsächlich tritt
nachher meist für eine gewisse Zeit Ruhe ein, die aber häufig nur von kurzer
Dauer ist. In diesen letzteren Fällen, die nach meiner Erfahrung 70 bis 80%
ausmachen, kommt es nach 6 oder 8 Monaten wieder zu gleichartigen, ähn-
lichen oder noch verstärkten Störungen, die dann mitunter zu einer zweiten,
ja sogar mehrfachen Laparotomie Veranlassung geben, mit dem Erfolg, daß
sich der Krankheitszustand immer mehr verschlimmert. So hatte ich Gelegenheit, einmal eine Patientin zu beobachten, bei der im Laufe ihres Lebens 12 La-
parotomien zum Zwecke der Lösung von Verwachsungen und Entfernung von
Briden usw. unternommen worden waren. Bei der 12. Operation allerdings
war es überhaupt nicht mehr möglich, ins Abdomen hinein zu gelangen, weil
durch die plastische Peritonitis die Därme derart zu Konvulten verbacken
waren, daß überhaupt keine freie Peritonealhöhle mehr existierte. Die Leiden
dieser Patientin waren geradezu grauenhaft, indem in der Abdominalhöhle
überhaupt nichts mehr funktionierte. Es ist zu begrüßen, daß man in der letzten Zeit mit derartigen Eingriffen wesentlich zurückhaltender geworden ist.
Immerhin ist die Zahl der Patienten noch Legion, bei welchen infolge einer aus
falscher Indikation ausgeführten Appendektomie lokalisierte plastische Peri-
tonitiden provoziert werden, womit eine Leidensquelle für das ganze Leben

geschaffen wird. Solche Eingriffe sind daher zu vermeiden, und sie können vermieden werden, wenn man bei allen Schmerzzuständen im rechten unteren Quadranten der Bauchhöhle, welche nicht durch eine akute Appendicitis verursacht sind, mit der Indikation zur Indikation der Operation außerordentlich zurückhaltend ist. Die Behandlung der Wahl ist in allen diesen Fällen die homöopathische Behandlung, die praktisch stets zum Ziele führt, solange nicht durch künstliche Verschlimmerung infolge von Operationen massive Verwachsungen und Verklebungen aufgetreten sind. Auch in diesen letzteren Fällen vermag die Homöopathie in einem sehr großen Prozentsatz der Fälle noch wesentliche Besserungen und oft sogar vollkommene Heilung zu bringen, doch wird dann die Behandlung bedeutend mühsamer. Sie gehört nicht mehr in den Rahmen dieser Arbeit, weshalb ich auf ihre Besprechung verzichte.

Daß ein nicht unbedeutender Prozentsatz sogenannter abdomineller Beschwerden von Erkrankungen der Niere verursacht wird (chronisch rezidivierende Pyelitiden, Hydronephrosen, Abflußstörungen der Niere usw.), sei nur nebenbei erwähnt, insofern dies ein rein klinisches Kapitel ist.

5. N e u r o - v e g e t a t i v e   u n d   n e r v ö s e   S t ö r u n g e n : Der Rest der abdominellen Beschwerden wird bestritten durch neuro-vegetative Anomalien und Störungen nervöser und psychischer Art, Zustände, über deren Mechanismen man ja im Grunde praktisch überhaupt nichts weiß. Die genaue Eruierung aller Symptome vermag aber in fast allen Fällen das homöopathisch typische und damit causale Mittel festzustellen, so daß diese Beschwerden fast ausnahmslos dauernd beseitigt werden können.

Mittel	Klinische Symptome	Leitsymptome
Cina	Würmer. Meist korpulentes Kind mit rosiger Gesichtsfarbe, Neigung zu Drüsenschwellungen und allergischen Zuständen, insbesondere in der Bauchhöhle (Spasmen).	Appetit außerordentlich schwankend, Heißhunger, Kopfweh, abwechselnd mit Bauchweh, letzteres besser beim Zusammenkauern oder Rumpfbeugen. Rötung der Wangen, dunkle Ringe um die Augen, kalter Schweiß im Gesicht, Haut um den Mund herum bleich oder bläulich, knirscht beim Schlafen mit den Zähnen, choreaähnliche Bewegungen des Gesichtes und der Hände; nach dem Essen sehr rasch wieder hungrig; Erbrechen oder Durchfall sofort nach dem Essen oder Trinken, dabei saubere Zunge. Verlangen nach Süßem; Jucken und Beißen in der Nase, deshalb Nasenbohren, bis es blutet, reibt sich die Nasenspitze. Ziehende und krampfhafte Schmerzen, speziell um den Nabel herum, oft begleitet von aufgetriebenem und hartem Abdomen. Stuhl: Beimengung von Schleimklümpchen. Afterjucken. Urin getrübt mit weißem, fleckigem Sediment, Konvulsionen der Glieder, Neigung zu Spasmen. Beim Schlaf Neigung, die Knie anzuziehen oder auf dem Bauche zu liegen.
Spigelia	Würmer, besondere Affinität zu den Augen, dem Herzen und dem Nervensystem.	Kopfweh über dem linken Auge, oft begleitet von Herzklopfen und Einschnürungsgefühl am Herzen. Schmerzen strahlen oft ins Auge aus, in den Jochbogen, in die Wange und Zähne. Trockene Nase mit retronasalem Schleimausfluß; übelriechender Mundgeruch. Äußerst empfindlich auf Berührung. Herzklopfen.

Psyche	Verschlimmerung	Besserung
Widerspenstig, schwieriges Kind, wechselnde Launen. Abneigung gegen Berührung, Schaukeln, überhaupt passive Bewegung. Verlangt die verschiedensten Dinge zum Essen und zum Spielen, wirft sie aber weg, wenn man sie ihm gibt. Nächtliche Schreckhaftigkeit. Schreit laut auf in der Nacht.	Beim Fixieren eines bestimmten Objektes, beim Lesen, nachts, Sonne, warmes Sonnenwetter. Würmer.	
Angst vor spitzigen Objekten wie Nadeln, Stricknadeln usw.	Berührung, Bewegung, Geräusche, Erschütterung, kalt Abwaschen.	Rechtsseitenlage, tiefes Atmen.

Mittel	Klinische Symptome	Leitsymptome
		Anginaähnliche Beschwerden. Schwacher und unregelmäßiger Puls. Verlangen nach warmen Getränken, welche bessern. Afterjucken mit häufigem Stuhldrang.
Aesculus hippocastanum	Würmer.	Angeborene Venenerweiterungen, besonders im Pharynx. Nagende Schmerzen im Magen, schlimmer 3 Std. nach dem Essen. Druckempfindlichkeit in der Lebergegend, von Schmerzen begleitet. Empfindung von Splittern in allen möglichen Körpergegenden, besonders im Rectum. Jucken und Brennen im After mit Frostschauern, welche den Rücken hinauf und hinab gehen.
Natrium phosphoricum	Würmer.	Feuchter goldgelber Belag auf der Zunge, insbesondere an der Basis. Jucken auf der Zungenspitze. Verschluckt sich leicht. Saures Aufstoßen; saures Erbrechen. Durchfall mit sauren grünlichen Stühlen. Ein Ohr heiß, das andere kalt. Saure Dyspepsie, rheumatische Beschwerden des Kniegelenkes. Eiskalte Füße tagsüber, welche brennen in der Nacht. Krachen in den Gelenken. Gelbsucht.
Calcarea carbonica	Fettes Kind mit Ellenbogenwinkel unter 180°. Lernt spät gehen; lange Zeit offene Fontanelle. Zähne kommen mit Verspätung.	Verlangen nach Zucker; nächtliche Kopfschweiße; Neigung zu Drüsenschwellungen; geringe Widerstandsfähigkeit gegen Bagatellerkrankungen

Psyche	Verschlimmerung	Besserung
Neigung zu Depression und Reizbarkeit.	Morgens, beim Erwachen, durch Bewegung, besonders Gehen, nach dem Essen, nachmittags, Stehen.	Kühle und frische Luft.
Bildet sich ein, daß Möbelstücke im Zimmer eingedrungene Personen seien, voll von Furcht, glaubt Fußtritte im Nebenzimmer zu hören.		
Angst- und Furchtgefühle, starrköpfig, heißer Kopf nach geistiger Anstrengung. Abneigung gegen körperliche und geistige Anstrengung.	Körperliche und geistige Anstrengung, Treppensteigen, Kälte, kaltes Wasser, kalte Bäder, feuchte Luft, Regenwetter. Vollmond, Stehen.	Trockenes und warmes Wetter, Liegen auf der schmerzhaften Seite.

Mittel	Klinische Symptome	Leitsymptome
		(Schnupfen, Anginen, Bronchitis). Verträgt die Milch nicht. Neigung zu Durchfall, besonders nach Milchgenuß. Saures Aufstoßen. Fröstelig.
Ratanhia	Würmer.	Kopfweh nach Stuhlgang, wie wenn der Kopf auseinander bersten wollte, schlimmer beim Sitzen mit vorwärts gebeugtem Kopf. Schneidende Schmerzen in der Magengegend. Schmerzen im Rectum mit der Empfindung, als ob dieses voll Splitter wäre; trockene Hitze am Anus, besonders einige Zeit nach Stuhlgang. Verstopfung mit Mastdarmvorfall nach starkem Stuhlpressen. Fissuren am After (mit Spasmen), welche oft bluten. Afterbeißen.
Sabadilla	Würmer, Neigung zu Allergien, Unverträglichkeit von Zwiebeln.	Schnupfen mit Fließen der Nase, gerötete Augenlider, welche brennen, Tränenfluß, Kopfweh, schlimmer durch Denken und durch Schlaflosigkeit. Verlangen nach stark gewürzten oder heißen Speisen. Süßlicher Geschmack im Munde; trockener Hals, brüchige Nägel. Afterjucken.
Stannum	Würmer, besonders Bandwurm.	Kopfschmerzen besonders in den Schläfen und im Vertex, welche sich langsam entwickeln und ebenso langsam wieder vergehen. Verträgt den Geruch der Speisen nicht. Bitterer Mundgeschmack. Im Magen und Rachen dicker Schleim, der fest

Psyche	Verschlimmerung	Besserung
	Warme Kompressen auf dem Magen.	
Nervös, schreckhaft, furchtsam, schüchtern, glaubt sich schwer krank, Empfindung, als ob einzelne Körperteile eingeschrumpft wären.	Kalte Getränke, Vollmond, Zwiebeln.	Warme Speisen und Getränke, warme Umschläge.
Ängstlich. Angst vor fremden Personen.	Bei Anstrengung der Stimme (Sprechen). Rechtsseitenlage, warme Getränke.	Husten und Auswerfen von Schleim, starker Druck.

Mittel	Klinische Symptome	Leitsymptome
		haftet und schwer auszuwerfen ist. Krampfartige Schmerzen um den Nabel herum, welche durch starken Druck gebessert werden. Schwächegefühl in der Brust; schläft mit einem Bein angezogen und das andere ausgestreckt.
Viola odorata	Dunkelhaarige Patienten, Würmer.	Brennen in der Stirngegend und den Augenlidern. Milchiger Urin mit starkem Geruch wie Katzenurin. Nächtliche Inkontinenz.

Kalte Luft; nach Unter-
drückung von Ausschlägen
treten Schmerzen in der
Bauchhöhle auf.

Mittel	Klinische Symptome	Leitsymptome
Aconit	Plötzlich auftretende heftige Schmerzen, meist von Fieber begleitet.	Plötzlichkeit und Heftigkeit der Symptome. Abdomen sehr empfindlich auf Berührung. Kolikartige Schmerzen, **nicht** beeinflußt durch Lagewechsel.
Bryonia	Trockene Schleimhautkatarrhe im Respirations- und Intestinaltractus. Verwachsungen im Bereich der Därme. Bauchschmerzen.	Stechende, ziehende Schmerzen, trockene Lippen mit außerordentlichem Durst; bitterer Geschmack im Munde. Empfindung wie von einem Stein in der Magengegend; Lebergegend druckempfindlich. Verstopfung mit harten, trockenen Stühlen.
Cina	Bauchschmerzen.	Ziehende, kolikartige Schmerzen besonders in der Nabelgegend; aufgetriebener gespannter Bauch, periodisch auftretende Schmerzen, ständiger Hunger; Haut empfindlich auf Berührung und Druck.
Colocynthis	Kolikartige Magen- und Bauchschmerzen.	Schmerzen veranlassen den Patienten zusammenzukauern, wobei er mit den auf dem Bauche gekreuzten Armen einen Druck auf die Eingeweide ausübt. Empfindung, wie wenn der Bauch voll Steine wäre, die gegeneinander kollerten; Krämpfe in den Wadenmuskeln. Schmerzen, oft begleitet von Röte und Hitze in den Wangen. Durchfall nach geringer Aufnahme von Nahrung und Getränken, insbesondere auch nach Früchten.

Psyche	Verschlimmerung	Besserung
Ängstlichkeit.	Trockene kalte Winde, nach Erkältung.	Warmes Zimmer, warme Decken, frische Luft, warme Getränke.
Reizbar, schlecht gelaunt.	Die geringste Bewegung, Wärme, nach dem Essen, warmes Wetter.	Liegen auf der schmerzhaften Seite, starker Druck, Ruhe, kalte Speisen und Getränke.
Schlecht gelaunt, schwieriges Kind, will weder berührt noch herumgetragen werden; verlangt zahlreiche Dinge, wirft sie aber weg, wenn man sie ihm gibt.	Nachts, Sonne, Sommerwetter, Würmer, Fixieren von Gegenständen.	
Reizbar, besonders wenn man ihm Fragen stellt.	Nachts, **Verdruß, Entrüstung,** Kälte.	**Zusammenkauern,** warme Umschläge, Druck auf den Bauch.

Mittel bei Schmerzen in der Bauchhöhle

Mittel	Klinische Symptome	Leitsymptome
Cuprum metallicum	Spastische Abdominalschmerzen.	Bauch gespannt, heiß und druckempfindlich. Darmspasmen und Koliken von äußerster Heftigkeit, intermittierendes Auftreten derselben. Spasmen und Krämpfe auch in den Waden und Handflächen. Bläuliche Lippen und Gesichtsfarbe.
Gambogia	Schmerzen im Bereiche des Magens und des Abdomens.	Darmkollern, Schmerzen begleitet von starker Aufgetriebenheit des Magens und des Bauches, von Durchfall. Tenesmen nach Stuhlgang mit Brennen am After. Empfindlichkeit der Blinddarmgegend, besonders auf Druck (falsche Appendicitis). Trockenheit der Zunge und der Kehle.
Ignatia	Magen- und Bauchschmerzen.	Starke Gasentwicklung im Magen und im Bauche mit Darmkollern. Appendicitisähnliche Schmerzen. Durchfall nach Schreck; krampfartige Magen- und Bauchschmerzen. Verlangt nach starker Abwechslung in der Nahrung. Verliert den Appetit, wenn diese Abwechslung fehlt. Empfindung von einer Kugel in der Kehle. Saurer Geschmack im Munde. Beißt sich leicht in die Wangen. Übermäßige Speichelabsonderung.
Ipecacuanha	Bauchschmerzen aller Art.	Übelkeit und Erbrechen bei **sauberer** Zunge. Speichelfluß. Schneidende Schmerzen, besonders um den Nabel herum. Steifheit des Körpers und der Extremitäten. Kein Durst. Durchfall mit Tenesmen. Stuhl teerartig, auch grün oder fettig, schaumig, schleimig.

Psyche	Verschlimmerung	Besserung
Fixe Ideen, ängstlich, gebraucht Worte am unrichtigen Platz.	Druck, Berührung, Kontakt, durch Erbrechen.	Schweiße, Trinken von kaltem Wasser, Wieder- auftreten von unterdrück- ten Ausschlägen.
	Gegen Abend und nachts.	
Still, in sich gekehrt, introvertiert, äußerst empfindlich, erträgt den Kummer still.	Kummer, abends, frische Luft, äußere Wärme. Nach dem Essen.	Während des Essens, Lagewechsel.
Reizbar, verlangt alles mögliche, weiß aber nicht genau was.	Periodisch, Genuß von Kalbfleisch, feuchte Wärme, Winde, beim Liegen.	

Mittel bei Schmerzen in der Bauchhöhle

Mittel	Klinische Symptome	Leitsymptome
Nux vomica	Magen- und Bauchschmerzen vor allem spastischer Art, oft mit Retroperistaltik.	Druck und Gewicht in der Magengegend; starke Gasauftreibung. Übelkeit und Erbrechen; übermäßiger Hunger, welcher den Beschwerden vorangeht. Aufgetriebenes Epigastrium. Schmerzhafte Bauchdecken. Die Schmerzen gehen in der Richtung nach oben. Verstopfung mit **vergeblichem** Drang.
Plumbum metallicum	Heftige Darmkoliken auf spastischer Grundlage.	Die kolikartigen Schmerzen strahlen in die Brust und in die Glieder aus. Empfindung, als ob die Bauchdecken gegen die Wirbelsäule gezogen würden. Spastische Verstopfung, Stühle hart, klumpig, dunkel oder schwarz; bei Stuhlgang Spasmen des Afters. Verlangen, die Glieder auszustrecken. Heftige Magenschmerzen, oft mit Erbrechen. Übelkeit. Schwierigkeit, harte Brocken herunterzuschlucken, neuralgische Schmerzen.
Rhus toxicodendron	Heftige Bauchschmerzen, gebessert durch Liegen auf dem Bauche. Neigung zu Drüsenschwellungen am Hals und in der Inguinalgegend. Lokalisierte Schmerzen im Colon ascendens. Kolikartige Bauchschmerzen, die den Patienten veranlassen, gebeugt zu gehen.	Gasauftreibung nach dem Essen. Darmkollern und Gasabgang bei Beginn der Bewegung, das beim Fortsetzen der Bewegung verschwindet. Schläfrig nach dem Essen. Verlangen nach Milch. Bitterer Mundgeschmack. Appetitmangel mit starkem Durst. Trockener Mund und Kehle. Neigung zu Durchfall mit blutigen Stühlen oder Stühlen, die mit rötlichem Schleim bedeckt sind.

Psyche	Verschlimmerung	Besserung
Reizbar; sehr **empfindlich** auf alle **äußeren Eindrücke**; verträgt weder Geräusche noch Gerüche, noch Licht. Will nicht berührt werden; heftig, **zornmütig**.	Nach dem Essen, trockenes kaltes Wetter, morgens früh, geistige Arbeit, Kaffee, Gewürze.	Ruhe, abends, feuchtes Wetter. Druck.
Geistige Fähigkeiten herabgesetzt, torpid, melancholisch, langsame Auffassung, Gedächtnisverlust, Apathie.	Nachts, Bewegung.	Starker Druck, Reiben und Frottieren.
Unruhig, aufgeregt, muß ständig die Lage wechseln, ängstlich nachts.	Feucht-kaltes Wetter, Regenwetter, nachts und **nach Ruhe**, Rücken- und Rechtsseitenlage.	Warmes, trockenes Wetter; **fortgesetzte Bewegung**, Lagewechsel, Reiben und Frottieren, warme Umschläge, Ausstrecken der Glieder.

Mittel bei Schmerzen in der Bauchhöhle

Mittel	Klinische Symptome	Leitsymptome
Stannum metallicum	Krampfartige Schmerzen in der Nabelgegend.	Empfindung, als ob Magen und Darm wund seien. Übelkeit durch Küchengeruch, bitterer Geschmack im Munde, Empfindung von Leere im Magen. Die Schmerzen kommen und verschwinden langsam.
Staphisagria	Die verschiedensten Bauchbeschwerden. Schmerzen nach Operationen. Verstopfung.	Kolikartige Schmerzen im Bauch nach Verdruß und Entrüstung. Aufgetriebener Bauch mit viel Windabgang. Heißhunger sogar bei vollem Magen.
Veratrum album	Heftige Krämpfe im Bauche, gegen die Beine ausstrahlend. Kältegefühl im Magen und Bauch.	Empfindung, als ob die Eingeweide herabsinken würden oder als ob eine Hernie sich bilde. Empfindlich auf Berührung. Verstopfung infolge Trägheit des Rectum. Stühle voluminös. Anstrengung ist oft begleitet von kalten Schweißen oder von wässerigem Durchfall, der explosiv entleert wird und gefolgt ist von Schwäche und Prostration. Choleraähnliche Darmentleerungen. Heißhunger. Durst nach kaltem Wasser, das aber oft erbrochen wird. Abneigung gegen warme Speisen, Verlangen nach Früchten und saftigen Speisen, nach Eis und Salz. Angstgefühl in der Magengegend.

Psyche	Verschlimmerung	Besserung
Ängstlich, deprimiert und entmutigt. Angst vor fremden Personen.	Rechtsseitenlage, warme Getränke.	Starker Druck. Beim Husten und beim Auswerfen von Schleim.
Heftig, macht seiner Entrüstung mit heftigen Worten Luft, hypochondrisch und deprimiert, sehr empfindlich auf das, was man von ihm sagt und denkt; beschäftigt sich viel mit sexuellen Dingen und redet ständig davon. Kind verlangt viele Sachen und weist sie zurück, wenn man sie ihm gibt.	Nach Verdruß, Entrüstung, Verlust von Körpersäften, Onanie und sexuelle Exzesse. Geringste Berührung der schmerzhaften Partien.	Nachtruhe, Wärme, nach dem Frühstück.
Indifferenz, Melancholie, Sensorium oft getrübt, aber auch heftige Gemütserregung mit Tendenz, zu fluchen, zu schlagen und zu wütendem Gebaren.	Nachts, feucht-kaltes Wetter, Früchte und Gemüse.	Wärme, Spazierengehen.

Appendicitis, Perityphlitis, peritoneale Reizzustände, Schwellung der peritonealen und retroperitonealen Drüsen

Die Appendicitis wird heute allgemein als eine chirurgische Krankheit betrachtet, weshalb ein homöopathischer Arzt bei einem Versager mit Unannehmlichkeiten zu rechnen hat. Aus diesem Grunde empfehle ich deshalb, die akute Appendicitis der Chirurgie zuzuführen. Das ist jedoch nur eine Konzession an die heute herrschende Meinung. In Wirklichkeit zeigt sich die Sache wesentlich anders, wie es folgendes Beispiel erkennen läßt: In Lausanne amtete anfangs dieses Jahrhunderts ein berühmter Chirurg namens Roux, der selbstverständlich alle Appendicitiden operieren wollte. Der Direktor der inneren Klinik hingegen war ein nicht minder berühmter Interner, der die Appendicitis als Allgemeinerkrankung betrachtete mit besonderem Befallensein des Wurmfortsatzes und aus diesem Grunde von einer Operation nichts wissen wollte. Schließlich einigten sich die beiden dahin, abwechselnd je eine Woche die Appendicitiden der chirurgischen Klinik, die andere Woche der Internen zuzuweisen. Es wurde also ungefähr die Hälfte der Appendicitiden operiert und die andere Hälfte intern behandelt. Die Statistik ergab keine Unterschiede in bezug auf die Resultate. Wenn schon durch die gewöhnliche interne Behandlung, welche im wesentlichen aus Eiskompressen und Ruhigstellung des Darmes besteht, Erfolge erzielt wurden, die sich mit den chirurgischen messen konnten, um wieviel müssen diese Resultate besser sein mit der Homöopathie, da wir doch nicht nur nach so allgemeinen Richtlinien behandeln, sondern über durchaus spezifische Heilmittel verfügen. Dazu kommt noch, was ich bereits in der Einleitung bemerkt habe, daß eine Menge von Fällen als Appendicitiden operiert werden, welche in Tat und Wahrheit gar keine sind, also zum Teil überflüssiger Weise und zum andern Teil mit Verschlimmerungen, was insbesondere dann der Fall ist, wenn es sich um primär pericolitische oder perityphlitische Prozesse handelt. Ein weiterer Umstand, welcher chirurgische Behandlung erheblich belastet, ist darin zu sehen, daß nach erfolgter Perforation die Operation die Sachlage bedeutend verschlimmert, indem sie zu einer erheblichen Ausdehnung der Peritonitis führt, während bei konservativer Behandlung die Peritonitis meist lokalisiert bleibt, sich abkapselt und die Chancen des Patienten bedeutend erhöht. Da man aber, von Anfangsfällen abgesehen, nie mit Sicherheit zum voraus sagen kann, ob eine Perforation bereits eingetreten ist oder nicht, so muß logischerweise für alle diese nach Perforation eingetretenen Verschlimmerungen und ungünstigen Ausgänge die chirurgische Behandlung in erheblicher Weise verantwortlich gemacht werden. Wenn dies auch heute nicht geschieht, so daß der Chirurg mit der größten Milde in der Beurteilung seiner Versager rechnen kann, werden möglicherweise spätere Zeiten anders urteilen.

Ein dunkles Kapitel ist auch dasjenige der peritonealen und retroperitonealen Drüsenerkrankungen. Diese sind auf Grund meiner Erfahrungen zum mindesten ebenso häufig wie die Erkrankungen der peribronchialen und der Hilusdrüsen. Aber während wegen der Letzteren jährlich Hunderttausende von Kindern in Preventorien und Sanatorien geschickt und intensiven Kuren mit Antibioticis unterworfen werden, ignoriert die Schulmedizin die analogen Prozesse, welche sich in der Bauchhöhle abspielen zum größten Teil, und die Mehrzahl der Kinder, die an derartigen Affektionen leiden, bleibt unbehandelt. Die Ursache ist darin zu sehen, daß Drüsenerkrankungen im Abdomen und im Retroperitonealraume röntgenologisch nur dann diagnostiziert werden können, wenn die befallenen Drüsen zur Verkalkung gekommen sind. Dies ist naturgemäß erst im allerletzten Stadium der Fall, d. h. wenn eine Selbstheilung eingetreten ist. Diese Fälle bilden aber die Ausnahme.

Bei den meisten dieser Patienten glimmen diese Drüsenerkrankungen unter einer scheinbar ruhigen Oberfläche Jahre und Jahrzehnte lang weiter und schädigen das Kind, auch wenn sie meistens glücklicherweise nicht zu einem ungünstigen Ausgang führen. Diese Kinder leiden aber an Appetitmangel und verminderter Widerstandsfähigkeit im allgemeinen; sie gedeihen nicht, oft treten Durchfälle oder Verstopfung auf, ferner Bauchschmerzen und Koliken aller Art, und bei interkurrenten Erkrankungen kommt es jeweils zu Exacerbationen der Drüsenaffektionen, mit entsprechend schwerer Beeinträchtigung des Allgemeinbefindens während mehreren Wochen oder Monaten. Hinsichtlich des Charakters der Infektion ist zu sagen, daß naturgemäß alle möglichen bakteriellen und viralen Infektionen vorkommen inklusive der Tuberkulose. Allerdings sind durchaus nicht alle Fälle tuberkulös, genau so wenig wie die Drüsenschwellungen im Bereiche des Halses, der Inguinalgegend und des Thoraxraumes. Durch eine genaue Aufnahme der Symptome ist der homöopathische Arzt meist in der Lage, sich ein einigermaßen klares Bild dieser Zustände zu machen und sie auch wirksam zu bekämpfen.

Um den Gegenstand möglichst zu vereinfachen, habe ich alle diese unklaren Bauchaffektionen in eine Gruppe eingereiht, indem ja hier die Differentialdiagnose der Erkrankung und die Differentialdiagnose der Mittel nahezu identisch sind, beziehungsweise die klinische Diagnose auf Grund der bekannten Wirkungsweise des indizierten Mittels gestellt werden kann.

Mittel bei Appendicitis, Perityphlitis, peritonealen Reizzuständen, Schwellung der peritonealen und retroperitonealen Drüsen *)

Mittel	Klinische Symptome	Leitsymptome
Abrotanum	Lymphadenopathien des abdominellen und retroperitonealen Raumes. Lymphdrüsentuberkulose.	Allgemeiner Marasmus der kleinen Kinder. Abmagerung besonders der unteren Extremitäten bei gutem Appetit. Durchfälle wechseln ab mit Verstopfung. Während der Verstopfung ist der Zustand des Kindes schlechter. Exsudative Prozesse im Bereiche der Pleuren und des Peritoneum. Unverdaute Stühle. Kältempfindung im Magen. Naevi vasculosi. Bauch aufgetrieben. Trockener Husten nach Aufhören des Durchfalles. Rheumatoide Schmerzen in den Schultern, Armen, Hand- und Fußgelenken.
Aconit	Akutes Stadium aller entzündlichen Baucherkrankungen.	Plötzlichkeit des Auftretens, Heftigkeit der Entzündung, intensiver Durst, Bauch heiß anzufühlen, gespannt, aufgetrieben; empfindlich auf Berührung. Kolikartige Schmerzen, die durch keine Lageänderung gemindert werden.
Apis	Akutes und subakutes Stadium von Peritonitis, Pericolitis, Appendicitis, Perityphlitis und Drüsenerkrankungen.	Abdomen schmerzhaft, besonders auf Druck. Äußerste Druckempfindlichkeit. Ödematöse Schwellungen im Rachen, des Halszäpfchens, der unteren Augenlider, der Inguinalgegend. Durstlosigkeit. Urin vermindert, hochgestellt. Zusammenschnürungsgefühl auf der Brust. Empfindung von Atembehinderung. Möchte tiefe Atemzüge tun; nächtliches Aufschreien.

*) Die im Titel genannten klinischen Symptome sind jeweils in den Tabellen als selbstverständ-

114

Psyche	Verschlimmerung	Besserung
Reizbar, ängstlich, widerspenstig.	Nach Aufhören der Durchfälle; nach Unterdrückung von Ausflüssen aller Art (Schweiße, Schnupfen usw.), kalte Luft.	Bewegung.
Ängstlich.	Warmes Zimmer, warmes Zudecken, nachts, beim Liegen auf dem Bauche, trockene kalte Winde.	Frische Luft, warme Getränke.
Benommenheit; apathisch; indifferent bis zur Bewußtlosigkeit; ist ungeschickt, läßt Dinge fallen. Eifersüchtig, Neigung zu weinen; rührselig, abwechselnd aber auch Ausbrüche von Wut, besonders nach Tadel und Beleidigungen.	Hitze in jeder Form, nach Schlaf, im warmen geschlossenen Zimmer; Berührung, nachmittags, Rechtslateralität.	Frische Luft, kalte Bäder, leichte Kleidung.

lich vorausgesetzt, daher nicht mehr angegeben.

Mittel	Klinische Symptome	Leitsymptome
Arsenicum album	Schwellung und Druckempfindlichkeit des Abdomen. Alle obengenannten Zustände, wenn die übrigen Symptome passen.	Kälteempfindlich, Leber- und Milzschwellung, Ascites und Ödeme des Gesichts und der Extremitäten. Neigung zu Durchfall; im allgemeinen magerer Typus. Durst; trinkt häufig, aber nur kleine Mengen auf einmal. Übelkeit, welche sich verstärkt durch Speisegeruch. Reizende, übelriechende Ausflüsse.
Bryonia	Eines der wichtigsten Mittel bei entzündlichen Prozessen im Abdominalraum. Typhlitis, Perityphlitis, Pericolitis, Appendicitis.	Brennende und stechende Schmerzen im Abdomen, schlimmer durch Druck, **Bewegung** und beim Husten. Druckempfindlichkeit der Bauchdecken. Leber aufgeschwollen und druckempfindlich. Trockenheit der Lippen, Mundhöhle und des Rachens mit außerordentlichem Durst auf **große** Mengen Flüssigkeit. Gelblich belegte Zunge mit bitterem Mundgeschmack. Übelkeit beim Aufsitzen und Aufstehen. Verstopfung mit harten Stühlen von großem Kaliber. Dunkelbrauner Urin in geringer Menge. Gelenkschmerzen.
Calcarea carbonica	Schneidende Schmerzen im Bauche, aufgetriebenes Abdomen, besonders in der Magengegend. Incarcerierte Winde, Erkrankung der Mesenterialdrüsen, chronische Hepatopathien.	Neigung zu Fettsucht, nächtliche Kopfschweiße, Verlangen nach Süßem, fröstelig, verspäteter Schluß der Fontanellen, verspätetes Erscheinen der Zähne, verspätetes Gehenlernen. Rachitis. Abneigung gegen Fleisch und gekochte Speisen. Verträgt die Milch nicht, welche Durchfälle macht. Magenkrämpfe. Verlangen nach kalten Getränken. Verminderte Resistenz gegen Bagatellerkrankungen und Neigung zu Eiterungen.

Psyche	Verschlimmerung	Besserung
Sorgfältig, peinlich genau in bezug auf Kleidung, Ordnung, und alle übrigen Verrichtungen. Voller Ängste. Unruhe.	Feucht-kaltes Wetter, nach Mitternacht, um 1 Uhr, kalte Getränke oder Speisen, Rechtslateralität.	Wärme, warme Getränke.
Reizbar; die geringste Unannehmlichkeit verursacht schlechte Laune; es verträgt nichts.	**Bewegung** in jeder Form, heißes Wetter, Wärme, Berührung; Aufsitzen im Bett.	Liegen auf der **schmerzhaften** Seite, geringer Druck, Ruhe, kalte Speisen und Getränke.
Angstgefühle, besonders in Hinsicht auf die Zukunft, vergeßlich, langsam im Denken, **hartköpfig**, Abneigung gegen körperliche und geistige Arbeit.	Körperliche und geistige Anstrengung, kaltes Abwaschen und kalte Bäder, **feuchte Kälte**, Regenwetter, Vollmond, Stehen.	Trockenes Wetter, Sommer, Liegen auf der kranken Seite.

Mittel bei Appendicitis, Perityphlitis, peritonealen Reizzuständen, Schwellung der peritonealen und retroperitonealen Drüsen

Mittel	Klinische Symptome	Leitsymptome
Carbo vegetabilis	Vor allem Gasbeschwerden. **Abdomen aufgetrieben,** Luftaufstoßen und Abgang von Winden (meist sehr übelriechend). Durchfall mit **übelriechenden** Stühlen.	Morgendliche Übelkeit, Schmerzen in der Nabelgegend mit Ausstrahlung zum Rücken und entlang der Wirbelsäule. Kolikartige Schmerzen mit Verlangen zusammenzukauern; langsame Verdauung, besonders für Fette, Abneigung gegen Milch, Fleisch und Fette; sehr fröstelig, besonders im Bereich der unteren Extremitäten von den Knien bis zu den Füßen; cyanotische oder olivenfarbige Verfärbung der Haut, **Lufthunger.**
Colocynthis	Spasmen und Gaskoliken, besser durch Zusammenkauern, Abdomen tympanitisch, chronische Erkrankungen der Leber und der Milz, Aufstoßen von bitterer Flüssigkeit oder von Galle, was nicht erleichtert.	Leber und Milz geschwollen, Subikterus. Kälteempfindung im Magen und Bauch, unverdaute Stühle, verträgt Früchte nicht, extreme Hautempfindlichkeit auf Berührung, mit **Besserung durch starken Druck.** Bläuliche Augenringe. Schläfrigkeit; ängstliche oder schreckhafte Träume.
Dioscorea villosa	Schneidende Schmerzen im rechten und linken unteren Bauchquadranten; Koliken, besser durch aufrechtes Gehen und **Hinten-überneigen.** Schmerzen in der Lebergegend, welche nach oben ausstrahlen, besonders nach der rechten Brustwarze hin.	Die Schmerzen erscheinen plötzlich und verschwinden plötzlich, um alsdann vikariierend in **entfernteren Körperteilen** aufzutreten, z. B. in Fingern und Zehen, Schmerzen in der Sternalgegend, welche gegen die Arme ausstrahlen, Sodbrennen, saures Aufstoßen, Singultus, bitterer Mundgeschmack, besonders morgens. Belegte Zunge, **kein** Durst; Darmkollern mit viel Windabgang.

Psyche	Verschlimmerung	Besserung
Abneigung gegen Dunkelheit, schwieriges Kind, Faulheit.	Abends, nachts, Kälte, Fette, Milch, feuchtwarmes drückendes Wetter, warmes, geschlossenes Zimmer.	Aufstoßen, Luft und Windabgang, offene Fenster, kühle Luft im Zimmer.
Indifferenz, unfolgsam, schweigsam, in sich gekehrt, rücksichtslos, dabei aber Gedankenzudrang, welcher ihn am Schlafen hindert.	Verlust von Körpersäften (Schweiße, Regeln und alle andern Ausflüsse). Geringste Berührung, **nach dem Essen, Rückwärtsbeugen.**	Starker Druck, frische Luft, Wärme, **Zusammenkauern,** hingegen bessert Aufstoßen und Windabgang nicht; warme Umschläge.
Verlangt Dinge, die er aber beim falschen Namen nennt.	Abends, beim Sichniederlegen, Zusammenkauern.	Aufrechtstehen und Rückwärtsbeugen. Bewegung in frischer Luft.

Mittel bei Appendicitis, Perityphlitis, peritonealen Reizzuständen, Schwellung der peritonealen und retroperitonealen Drüsen

Mittel	Klinische Symptome	Leitsymptome
		Verstopfung; wenn aber Stuhlgang auftritt, muß er sich beeilen, auf das Klosett zu kommen, da er den Stuhl nicht zurückhalten kann.
Ferrum muriaticum	Typisches Mittel für Colitis.	Der ganze Dickdarm ist druckempfindlich vom Caecum bis zum Sigmoid. Dunkle, wässerige Stühle oder Stuhlverstopfung. Schmerzen in der rechten Schulter, Neigung zu Spasmen im Abdomen und in den Muskeln der Glieder. Reichliche Ausscheidung eines hellen Urins mit Kristallen im Sediment.
Ginseng	Typhlitis und Perityphlitis.	Rechtslateralität, Schmerzen und Kollern in der Ileocaecalgegend. Abdomen gespannt, druckschmerzhaft; Darmkollern; Steifigkeit der Gelenke, Gelenkkrachen, rheumatische Beschwerden.
Lachesis	Abdominelle Beschwerden, welche von larvierten Hepatopathien hervorgerufen werden.	Ungenügende Blutventilation, besonders während des Schlafes, daher stets Verschlimmerung nach Schlaf. Schmerzen verlaufen von links nach rechts im Abdomen. Stark erhöhte Hautsensibilität. Die geringste Berührung wird unangenehm empfunden, besonders in der Kehlkopfgegend. Unverträglichkeit des Kleiderdruckes im Abdomen. Linkslateralität, Leber druckempfindlich; auf-

Psyche	Verschlimmerung	Besserung
Schwatzhaftigkeit, Eifersucht, übelgelaunt am Morgen; innere Unruhe, heftig.	**Nach Schlaf, Frühling** und **Herbst**, Berührung und Druck, warme Getränke, **feucht-warmes** Wetter.	Erscheinen von Ausflüssen und Schweißen, frisches, trockenes Wetter, nachmittags und abends, warme Umschläge.

Mittel bei Appendicitis, Perityphlitis, peritonealen Reizzuständen, Schwellung der peritonealen und retroperitonealen Drüsen

Mittel	Klinische Symptome	Leitsymptome
		getriebener Bauch. Verstopfung mit übelriechendem Stuhl. Empfindung, wie wenn der After verschlossen wäre. Livide Hautfärbung. Blut dunkel. Verlangen, **tiefe Atemzüge** zu machen. Herzklopfen. Kurzatmigkeit bei körperlicher Anstrengung, besonders der **Arme**.
Lycopodium	Hepatopathien und chronische Beschwerden im Abdomen, meist hervorgerufen durch abnorme Fermentation.	Abdomen, besonders Unterbauch, aufgetrieben, voller Gase, es arbeitet ständig im Bauche, der druckempfindlich ist. Leber verkleinert. Schmerzen verlaufen von **rechts nach links**. Verlangt nach Süßem. Appetitmangel, der aber mit dem Essen kommt, oder Heißhunger, der nach den ersten Bissen verschwindet. Völlegefühl im Magen nach der geringsten Nahrungsaufnahme. Verlangen nach heißen Speisen und Getränken. Verträgt besonders schlecht **Kohl, Bohnen, Sauerkraut** und Mehlspeisen. Saurer Geschmack im Munde. Verstopfung. Nächtliche Polyurie; rötliches Sediment im Urin. Stuhl hart, kleinkalibrig. Unvollständige Stuhlentleerung.
Mercurius corrosivus	Colitis besonders in der Ileocaecalgegend, ferner des Colon transversum.	Bauch aufgetrieben und äußerst druckempfindlich, schmerzhaftes und druckempfindliches Epigastrium, Gallebrechen. Durchfall mit starken Tenesmen, die

122

Psyche	Verschlimmerung	Besserung
Empfindlich und reizbar besonders morgens, Neigung zum Alleinsein, was ihn aber beunruhigt, so daß er jemand in der Nähe haben möchte. Fehler im Sprechen und Schreiben, verwechselt Wörter, Silben und Buchstaben. Mangel an Selbstvertrauen.	16 bis 20 Uhr. Rechtslateralität, warmes Zimmer, atmosphärische Hitze, Bettwärme, Kleiderdruck.	Mildes warmes Wetter, mäßige Sonne, warme Speisen und Getränke, frische Luft, leichte Kleidung und Bedeckung im Bett. Bewegung.
	Abends, nachts, warme Speisen und Getränke.	Ruhe.

Mittel bei Appendicitis, Perityphlitis, peritonealen Reizzuständen, Schwellung der peritonealen und retroperitonealen Drüsen

Mittel	Klinische Symptome	Leitsymptome
		durch Stuhlgang gebessert werden. Brennen in den Achselhöhlen. Der Urin wird als heiß empfunden. Geringer Urinabgang oder Anurie, Tenesmen in der Blasengegend.
Mercurius vivus	Hepatopathien, Durchfälle, Bauchschmerzen.	Intensives Verlangen nach kalten Getränken, schwache Verdauung mit kontinuierlichem Hunger. Aufstoßen von Nahrung und Luft, Druckempfindlichkeit in der Magen- und Lebergegend. Subikterus. Brennende Schmerzen in der rechten Inguinalgegend. Durchfälle; Stuhl grünlich, schleimig; geht mit **Tenesmen ab.** Empfindung, als ob die Entleerung unvollständig sei. **Kälteschauer beim Stuhlgang.** Darmkoliken.
Nux vomica	Die verschiedenartigsten Verdauungsstörungen und abdominellen Beschwerden bei nervösen Kindern.	Schmerzhaftigkeit der Bauchdecken; Auftreibung des Abdomens; Koliken infolge von Darmspasmen; Leber träge, produziert toxische Symptome. Koliken mit Retroperistaltik. Stuhldrang ohne Erfolg. Schwache Bauchdecken mit Neigung zu Hernien. Saurer Mundgeschmack, Übelkeit am Morgen, Übelkeit nach dem Essen, Druck und Gewicht auf dem Magen. Saures und bitteres Aufstoßen. Druckempfindlichkeit in der Gegend des epigastrischen Winkels. Verlangen nach fetten Speisen und Stimulantien. Dyspepsie.

Psyche	Verschlimmerung	Besserung
Schwaches Gedächtnis, wechselnde Gemütslage, Mangel an Willenskraft, langsam im Antworten auf Fragen.	Nachts, Feuchtigkeit, feucht-warmes Wetter, Liegen auf der rechten Seite. Schwitzen, welches verschlimmert oder zum mindesten nicht bessert. Warmes Zimmer. Bettwärme.	
Reizbar, überempfindlich auf alle äußeren Eindrücke (Geräusche, Gerüche, Licht, Tadel, Beleidigungen). Abneigung gegen Berührung. Geringste Gesundheitsstörung versetzt ihn in üble Laune; macht anderen Vorwürfe.	Morgens, geistige Anstrengung, nach dem Essen, Kaffee, Gewürze, trockenes kaltes Wetter, Berührung.	Abends, Ruhe, feucht-warmes Wetter, Regenwetter, starker Druck.

Mittel bei Appendicitis, Perityphlitis, peritonealen Reizzuständen, Schwellung der peritonealen und retroperitonealen Drüsen

Mittel	Klinische Symptome	Leitsymptome
Rhus toxicodendron	Entzündliche Prozesse in der Bauchhöhle. Colitiden, **Drüsenschwellungen.**	Schmerzen gebessert durch Liegen auf dem Bauche, Schmerzen oft lokalisiert im Bereiche des Colon ascendens. Darmkollern, besonders bei Ruhe und bei Beginn der Bewegung, die sich verlieren bei fortgesetzter Bewegung. Darmkolik, gebessert durch Zusammenkauern. Durchfall mit blutigem und schleimigem Stuhl. Schmerzen bei der Defäkation strahlen in die Oberschenkel aus. Kadaverartiger Geruch des Stuhles. Appetitmangel mit starkem Durst. Bitterer Mundgeschmack. Verlangen nach Milch. Trockener Mund und Rachen, schläfrig nach dem Essen.
Sinapis nigra	Kolikartige Magen- und Bauchschmerzen.	Übler Mundgeruch, brennende Schmerzen im Magen, welche gegen den Ösophagus ausstrahlen. Kolikartige Bauch- und Magenschmerzen, werden schlimmer beim Zusammenkauern und Vorwärtsbeugen, bessern sich beim Aufrechtsitzen. Intercostale Schmerzen.
Sulfur	Bauchbeschwerden auf toxischer Grundlage, Drüsenschwellungen.	Außerordentliche Druckempfindlichkeit des Abdomens. Empfindung von Rauheit und Empfindlichkeit des Abdomens, welche das Gesamtbefinden beeinträchtigt. Empfindung, als ob etwas Lebendes im Bauch wäre. Leberschmerzen; kolikartige Schmerzen nach Trinken;

Psyche	Verschlimmerung	Besserung
Außerordentlich unruhig; in keiner Lage wohl; muß ständig die Lage wechseln; indifferent, apathisch, Sensorium getrübt in akuten Fällen. Angstgefühle nachts.	Kälte, feucht-kaltes Wetter, Ruhe, bei Beginn der Bewegung; in Rechtsseitenlage, nachts, während des Schlafes.	Warmes trockenes Wetter, Bauchlage. Fortgesetzte Bewegung, warme Umschläge, Ausstrecken der Glieder.
Unordentlich, schmutzig, Abneigung, gewaschen zu werden; ständig mit irgend etwas beschäftigt, aber faul. Abneigung gegen geregelte Tätigkeit. Neigung zum Grübeln und Philosophieren, dabei Vernachlässigung der Kleidung und der äußeren Sauberkeit. Vergeßlich.	Bettwärme, kaltes Abwaschen und Baden, 11 Uhr morgens, nachts, Stehen.	Trockenes warmes Wetter, Rechtsseitenlage, Anziehen der Beine. Aufnahme von geringen Nahrungsmengen, leichte Kleidung und leichtes Zudecken im Bett; Liegen.

Mittel	Klinische Symptome	Leitsymptome
		Appetitmangel oder Heißhunger; trinkt viel zum Essen, ißt aber wenig. Verlangen nach Süßem; Säurebeschwerden. Saures Aufstoßen; brennende Magenschmerzen mit Empfindung eines Gewichtes auf dem Magen. Schwäche- und Hungergefühl um 11 Uhr. Hat immer zu warm. Körperöffnungen rot und geschwollen (Lippen, Anus, Augenlider usw.).
Tuberculinum	Chronische Hepatopathien, leichte Erkältlichkeit, Neigung zu Durchfall, Schwellung der Mesenterialdrüsen.	Morgendliche Durchfälle, mit plötzlichem Drang und explosivem Stuhl. Stuhl dunkelbraun, übelriechend. Empfindung von Schwäche, Hungergefühl. Abneigung gegen Gebratenes, aber Vorliebe für **geräuchertes Fleisch** und **Milch.** Ständig erkältet, insbesondere rezidivierende Schnupfen, Blepharitiden, Conjunctivitiden und Halsdrüsenschwellungen.

Äußerste Unbeständigkeit in allem, wünscht den Ort, die Beschäftigung oder die Gesellschaft ständig zu wechseln. Schlaflosigkeit. Reizbar, besonders beim Erwachen. Aber auch deprimiert. Angst vor Tieren, besonders Hunden. Heftig, besondere Neigung, **heftige Ausdrücke** zu gebrauchen, zu fluchen usw.

Bewegung, Musik, feuchtes Wetter, Luftzug, morgens früh, **vor** einem Gewitter, nach Schlaf.

Frische, kühle Luft. Abwechslung.

Mittel	Klinische Symptome	Leitsymptome
Aloe	Durchfälle.	Plötzlicher Stuhldrang, muß sich beeilen, aufs Klosett zu kommen, da er den Stuhl nicht zurückhalten kann. Unwillkürlicher Stuhlabgang. Druck im Rectum nach unten (Bearing down); kalte Umschläge auf den After wirken beruhigend. Wässerige Stühle, oft gelblich mit Schmerzhaftigkeit des Rectum nach dem Stuhl. Schleimabgang nach Stuhl. Brennende Schmerzen im Anus.
Antimonium crudum	Durchfälle abwechselnd mit Verstopfung.	Durchfälle nach Genuß von **Saurem**, nach **kalten Bädern**, nach **Überessen**. Schleimige Proktitis; Stuhl mit viel Windabgang; harte Klumpen gemischt mit wässerigem Stuhl. Abgang von **reinem Schleim**, Neigung zu Magenverstimmung, ißt **hastig** und viel. Schrunden an den Nasenflügeln; **dick weiß** belegte Zunge. Verlangen nach **Saurem**, welches verschlimmert, Warzen. Impetigoähnliche Hautausschläge.
Argentum nitricum	Durchfälle, oft von Kolik begleitet, starke Aerogastrie und Aerocolie.	Wässerige oder **grünliche** Stühle, wie gehackter Spinat, oft bedeckt von Schleim und begleitet von starkem **Windabgang**. Durchfälle sofort nach dem Essen oder Trinken und nach geringster Gefühlserregung. Afterjucken. Kopfweh in warmen Räumen. Conjunctivitis. Starke Schleimabsonderung der oberen Luftwege. Splittergefühl in der Kehle beim Schlucken, schwache Beine, **unsicheres** Gefühl beim Stehen in der **Dunkelheit**.

Psyche	Verschlimmerung	Besserung
Abneigung gegen geistige Arbeit.	Morgens früh, Hitze, Sommer, warmes trockenes Wetter, nach Essen und Trinken.	Kälte, frische Luft.
Schwierig, widerspenstig, Widerspruchsgeist, unzufrieden. Will nicht berührt werden; ärgerlich beim geringsten Anlaß, sentimental, besonders im Mondschein.	Hitze, Sonne, saure Speisen und Getränke, kalte Bäder, kalte Umschläge.	Frische Luft, Ruhe, feuchte Wärme.
Immer in Eile; schwaches Gedächtnis; Furcht und Angstgefühle ohne Grund.	Wärme in jeder Form, nachts, Süßigkeiten, nach Essen und Trinken, infolge Gefühlserregungen, Linkslateralität.	Luftaufstoßen, frische Luft, Kühle, Druck.

Mittel bei Durchfällen

Mittel	Klinische Symptome	Leitsymptome
Bryonia	Sommerdiarrhoe der Kinder.	Durchfälle bei heißem Sommerwetter, insbesondere nach Genuß von Früchten. Trockenheit der Schleimhäute und der Lippen, starker Durst nach großen Mengen von Flüssigkeit.
Calcarea carbonica	Durchfälle.	Unverdaute Stühle, fötid riechend, begleitet von Heißhunger. Stuhl zuerst schwer herauszubringen, voluminös und hart, entfärbt, mit saurem Geschmack, gefolgt von Durchfällen, Rectumprolaps.
Calcium phosphoricum	Abdominale Koliken, wenn er Hunger hat oder zur gewöhnlichen Zeit des Essens, wenn dasselbe verspätet aufgetragen wird. Durchfälle infolge Genuß von Muttermilch, von Früchten oder Fruchtsäften, auch während des Zahndurchbruchs.	Stühle grünlich, unverdaut, schleimig, begleitet von Abgang stinkender Winde.
Carbo vegetabilis	Durchfälle mit viel Gasentwicklung.	Häufige, kadaverähnlich riechende Stühle, begleitet von übelriechenden Winden; ätzende, reizende Sekretion des Rectum und des Afters; Afterjucken, besonders nachts. Brennen im Rectum und After; Abgang von warmen Winden; Völlegefühl und Luftaufstoßen, welches bessert. Gaskolik.
China	Durchfälle.	Unverdaute, gelbe, schaumige Stühle; Stuhlabgang schmerzlos, schwächende Durchfälle mit starker Gasbildung; blaue Augenringe; verträgt Berührung und leichten Druck nicht, Schmerzen in den Gliedern und Gelenken, wie verrenkt.

Psyche	Verschlimmerung	Besserung
Reizbar, schlecht gelaunt, heftig. (Die psychischen Symptome sind hier nicht unbedingt notwendig zur Verordnung.)	Hitze, Bewegung, morgens früh.	Kühle.
Langsam, hartköpfig, Abneigung gegen geistige und körperliche Arbeit, ängstlich, überempfindlich, besonders gegen Grausamkeiten, verübt an Drittpersonen.	Milch, körperliche und geistige Anstrengung, Kälte, kalte Bäder, feuchte Kälte, Vollmond.	Trockenes warmes Wetter, Liegen auf der kranken Seite.
Übellaunig, besonders nach Verdruß oder Tadel, Verlangen, ständig den Ort zu wechseln; vergeßlich.	**Muttermilch,** saftige Früchte, Obstsäfte und Obstweine, während des Zahndurchbruches, feucht-kaltes Wetter, **Schneefall.**	Warmes trockenes Wetter, Sommer.
Verlangen, allein zu sein, Ängstlichkeit, besonders nachts. Blutandrang zum Kopfe.	Abends und nachts, Fette, Milch, geschlossene Räume, feucht-warmes Wetter.	Frische Luft, Aufstoßen.
Apathisch, indifferent, wortkarg, unfolgsam. Gedankenzudrang, welcher am Schlafen hindert; rücksichtslos, plötzliches Aufschreien im Schlaf.	Geringster Druck, Luftzug, Verlust von Körpersäften, Durchfälle, nach dem Essen. Rückwärtsneigen.	Zusammenkauern, **starker Druck,** frische Luft, Wärme.

Mittel bei Durchfällen

Mittel	Klinische Symptome	Leitsymptome
Ipecacuanha	Dysenterieartige Durchfälle mit Tenesmen.	Schmerzhafte Durchfälle, schneidende Schmerzen um den Nabel herum, besonders beim Stuhlpressen. Stuhl oft grün, oder schaumig, auch teerartig, schleimig; **saubere Zunge mit starkem Speichelfluß.**
Iris versicolor	Durchfälle.	Wässerige Stühle mit **brennenden** Schmerzen in der Aftergegend, oft im Bereich des ganzen Verdauungstractus vom Munde bis zum After. Darmkoliken mit starker Gasbildung. Druckempfindlichkeit der Leber. Mund und Zunge wie verbrannt, Speichelfluß.
Mercurius corrosivus	Durchfälle mit starken Tenesmen.	Dysenterieartige Durchfälle. Starke Tenesmen, welche durch Stuhlabgang nicht gebessert werden. Stuhl heiß, blutig, schleimig, übelriechend, oft mit Abgang von Membranen. Schneidende Schmerzen während des Stuhlganges. **Herbstdurchfälle** der Kinder.
Mercurius vivus	Durchfälle.	Grünlich blutiger und schleimiger Stuhl. Durchfälle vor allem nachts. Bauchschmerzen und Tenesmen. Empfindung, als ob nach reichlicher Entleerung nicht alles entleert worden sei, **Frösteln beim Stuhlgang,** schneidende Koliken mit weißlich grauem Stuhl.

Psyche	Verschlimmerung	Besserung
Reizbar; möchte alles mögliche haben, aber weiß nicht recht was.	Genuß von Kalbfleisch, warme feuchte Winde, beim Liegen, periodische Verschlimmerung.	—
—	Abends und nachts, Ruhe.	Bewegung.
—	Abends, nachts, saure Speisen und Getränke.	Ruhe.
Schwaches Gedächtnis, Mangel an Willenskraft, langsam im Beantworten von Fragen, mißtrauisch.	Nachts, feuchtes Wetter, Rechtsseitenlage. Durch Schwitzen. Warmes Zimmer und Bettwärme.	—

Mittel	Klinische Symptome	Leitsymptome
Natrium sulfuricum	Durchfälle mit Gasauftreibung, besonders im Colon ascendens.	Stühle gelblich, wässerig; Durchfälle sofort **nach dem Essen**; oft kommt einige Zeit nur Gas, alsdann folgt heftige Entleerung, sehr voluminöse Stühle. Colon ascendens druckschmerzhaft. Verträgt Kleiderdruck nicht. Neigung zu **grünlichen** Sekretionen, besonders aus der Nase.
Nux vomica	Nervöse Durchfälle.	Äußerst unregelmäßige Peristaltik des Magens und Darms mit spastischer Verstopfung und abwechselnd auch spastischen Durchfällen. Unbehagliches Gefühl im Rectum, Durchfälle nach Überessen; **häufige**, aber **geringe** Entleerung auf einmal.
Petroleum	Durchfälle **nur tags**.	Durchfall wässerig, explosiv, vor allem nach Genuß von Kohl. Nach den Durchfällen Leeregefühl im Magen, welches den Patienten zum **Essen** zwingt. Heißhunger. Neigung zu herpetischen Ausschlägen an allen möglichen Körperteilen, besonders an den Geschlechtsteilen.
Phosphori acidum	Durchfälle, Bauchschmerzen in der Nabelgegend, Dyspepsie, Auftreibung des Bauches.	Verlangen nach saftigen Speisen wie Früchte und Gemüse, saures Aufstoßen; Schläfrigkeit nach dem Essen; Verlangen nach kalter Milch; bleiches erdfarbiges Gesicht; Lippen trocken und aufgesprungen; **aufgesprungene** Hände und

Psyche	Verschlimmerung	Besserung
Melancholisch, will nicht angesprochen werden, **Musik** macht ihn **traurig** und bringt ihn zum **Weinen.**	Feuchtigkeit in jeder Form; Genuß von Wassertieren, Aufenthalt an Seen und Flußläufen, Linksseitenlage, Kleiderdruck.	**Trockenes** warmes Wetter, fester Druck, Lagewechsel.
Reizbar, heftig, überempfindlich, verträgt weder Geräusche noch Licht, noch Gerüche. Sehr beeindruckt durch geringste Gesundheitsstörung. Neigung, anderen Vorwürfe zu machen.	Morgens, geistige Überanstrengung, nach dem Essen, Gewürze, alkoholische Getränke, Kaffee, trockenes kaltes Wetter.	Abends, Ruhe, feuchtes Wetter, starker Druck.
Reizbar, leicht beleidigt, stark verschlimmert durch seelische Belastungen.	Feuchtigkeit, vor und während eines Gewitters, passive Bewegung (**Wagenfahren** oder **auf der See**), im **Winter**, **Emotionen**.	Warme Luft, im Sommer, trockenes Wetter.
Schwaches Gedächtnis, Indifferenz, verwendet unrichtige Wörter; völlig **lustlos** und **apathisch** nach Gemütserregungen und Tadel.	Gemütserregungen, Anstrengung, Verlust von Körpersäften.	Wärme.

Mittel	Klinische Symptome	Leitsymptome
		Finger, nächtliche Knochenschmerzen, besonders des Periostes, wie wenn dasselbe **abgekratzt** würde; blaue Ringe um die Augen; Stuhl weiß oder wässerig, oft unwillkürlicher Stuhlabgang ohne Schmerzen, aber mit viel Winden, allgemeine Schwächlichkeit, schwächliche Kinder.
Phosphorus	Durchfälle.	Sehr fötide Stühle und Winde, Stühle kleinkalibrig, oft von grünem Schleim bedeckt mit sagoähnlichen Körnern gemischt; unwillkürlicher Stuhlabgang; Empfindung, als ob der Anus offen bliebe; große Schwäche nach dem Stuhl; auch **blutige** oder **weißliche,** entfärbte Stühle.
Podophyllum	Durchfälle mit außerordentlich reichlichen Stühlen, große Haufen.	Äußerst heftige Durchfälle, choleraähnlich, grünlich, wässerig, fötid, **äußerst voluminös,** oft auch **entfärbt, weißlich.** Durchfall abwechselnd mit Verstopfung, Hitzeempfindung von den Wangen, Knirschen mit den Zähnen nachts, fauliger Geschmack im Munde, Lebergegend druckempfindlich und Empfindung von Schwäche — Herabsinken der Eingeweide.
Pulsatilla	Durchfälle, wobei die Stühle außerordentlich wechseln in bezug auf Konsistenz und Farbe; nicht zweimal der gleiche Stuhl.	Darmkollern, besonders nach Früchtegenuß. Dysenterieartige Durchfälle mit Schleim und Blutabgang, dazu ständiges Frösteln, auch aufgetriebener Bauch, Druck im Magen und im

Psyche	Verschlimmerung	Besserung
Überempfindlich auf äußere Eindrücke, aber meist liebenswürdig, graziös, strohfeuerhaftes Aufflackern von Sympathien, die nicht lange anhalten. Langsamkeit im Denken, aber erregbar; psychische Erregung verursacht Blutwallungen in die verschiedensten Körperteile, vor allem in Kopf und Brust.	Berührung, **Wetterwechsel, während eines Gewitters, Linksseitenlage,** körperliche und geistige Anstrengung, warmes Essen und Trinken. **Abends.**	Dunkelheit, Rechtsseitenlage, kalte Speisen und Getränke, frische Luft, Abwaschen mit kaltem Wasser, kurzer Schlaf.
Geschwätzigkeit, Benommenheit.	Morgens früh, Hitze, während des Zahndurchbruchs.	
Sanft, weinerlich, himmelhoch jauchzend und zu Tode betrübt, Angst, allein zu sein, Angst vor Geistern, Verlangen nach Anteilnahme und Trost. Schüchtern, äußerst emotiv.	Fette, besonders Schweinefleisch, Hitze, warmes Essen, gegen Abend, warmes Zimmer, Stehen.	Frische Luft, mäßige Bewegung, kalte Umschläge, kalte Speisen und Getränke.

Mittel	Klinische Symptome	Leitsymptome
		Abdomen wie von einem Stein. Kolikartige Schmerzen. Verträgt Fette nicht, trockener Mund, Durstlosigkeit, gelbliche oder weiß belegte Zunge, breite Zunge, bitterer Mundgeschmack, Abneigung gegen Fette und warmes Essen.
Rheum	Durchfälle mit sauren Stühlen.	Kolikartige Schmerzen in der Nabelgegend. Stühle schmecken sauer. Das ganze Kind schmeckt sauer. Vor Stuhlgang Harndrang, der oft vergeblich ist, während des Stuhlganges Frösteln und Tenesmen, Brennen im After; pastenartige Stühle.
Rhus toxicodendron	Durchfälle.	Blutige schleimige und mit rötlichem Schleim bedeckte Stühle, heftige Dysenterie mit ziehenden Schmerzen, in die Oberschenkel, abwärts verlaufend. Kadaverartiger Geruch der Stühle. Entleerung schmerzlos. Appetitmangel mit unstillbarem Durst, bitterer Mundgeschmack, Verlangen nach Milch, trockener Mund und Kehle. Druck auf den Magen wie von einem Stein, schläfrig nach dem Essen, Bauchschmerzen werden besser durch Liegen auf dem Bauche, Schwellung der Mesenterial- und Inguinaldrüsen. Schmerzen in der Gegend des Colon ascendens. Bei kolikartigen Schmerzen Neigung zusammenzukauern, was bessert.

Psyche	Verschlimmerung	Besserung
Ungeduldig und heftig, verlangt alles mögliche mit Schreien.	Wenn ungenügend zugedeckt, nach dem Essen, durch Bewegung.	
Äußerste Unruhe, muß ständig die Lage wechseln, Angstgefühle nachts, lustlos.	Nachts, feuchtes und kaltes Wetter, während und nach Regenwetter. Rechtsseitenlage.	Warmes trockenes Wetter, fortgesetzte Bewegung, Lagewechsel, Reiben und Frottieren, warme Umschläge, Ausstrecken der Glieder.

Mittel	Klinische Symptome	Leitsymptome
Silicea	Durchfälle.	Äußerst fröstelig und kälteempfindlich, Schmerzen im Abdomen, oft begleitet von Kälteempfindung; hart gespanntes aufgetriebenes Abdomen; kolikartige oder schneidende Schmerzen mit Darmkollern; Schwellung der Inguinaldrüsen, Stühle von kadaverartigem Geruch, Neigung zu Halsentzündung, starke Erkältlichkeit.
Sulfur	Durchfälle, welche früh morgens auftreten und den Patienten aus dem Bette treiben.	Bauch druckempfindlich, Gefühl von Rauhigkeit und Unbehaglichkeit im Abdomen; Leber druckempfindlich, Koliken nach Trinken, Appetit schwach oder Heißhunger, Verlangen nach Süßem; Säurebeschwerden, **Hunger um 11 Uhr mit Schwächegefühl,** hat ständig zu heiß, besonders zu **heiße Füße im Bett.**
Thuja	Durchfälle, besonders nach dem Frühstück.	Auftreibung des Bauches, Verhärtungen im Bauche, welche getastet werden können, Durchfälle, besonders nach dem Frühstück mit **explosiver Ent**leerung und **gurgelnden Geräuschen** im Abdomen, Darmkollern, kolikartige Schmerzen, Empfindung, als ob sich etwas Lebendes im Bauche bewegen würde.

Psyche	Verschlimmerung	Besserung
Ängstlich, nervös und erregbar, überempfindlich auf äußere Eindrücke, hartköpfig; schüchtern, Angst vor Nadeln.	Morgens, durch kaltes Abwaschen und Baden, Abdecken, Kälte, feuchtkaltes Wetter, Liegen, Linksseitenlage, Neumond, morgens früh.	Wärme, warme Umschläge und warmes Einhüllen, Sommer, feucht-warmes Wetter.
Unordentlich, egoistisch, faul, vergeßlich.	Bettwärme, warmes Zimmer. 11 Uhr, kaltes Baden, Ruhe, Stehen.	Trockenes warmes Wetter, Rechtsseitenlage, Liegen überhaupt, Anziehen der Beine.
Fixe Ideen, seelische Erregbarkeit, **Musik bringt ihn zum Weinen.**	Feuchtigkeit, Kälte, nach Frühstück, Fette, Kaffee, nachts 3 Uhr, Bettwärme.	Linksseitenlage, Anziehen der Glieder.

Mittel	Klinische Symptome	Leitsymptome
Tuberculinum	Chronische Durchfälle; heftige Durchfälle morgens früh beim Erwachen.	Durchfälle mit explosiver Entleerung, Stuhl übelriechend, dunkelbraun. Abneigung gegen Bratfleisch und Verlangen nach Rauchfleisch oder geräucherten Wurstwaren. Ständig hungrig, Schwächegefühl, Verlangen nach kalter Milch.
Veratrum album	Schmerzhafte Durchfälle mit Koliken und wässerigen, reichlichen Stühlen, die explosiv entleert werden.	Entleerung gefolgt von **Schwäche**. Durst nach kaltem Wasser, Abneigung gegen warmes Essen, **Schwäche** mit Übelkeit und Erbrechen, das durch Trinken verschlimmert wird; kalte Schweiße.

Psyche	Verschlimmerung	Besserung
Widersprechende Gemütssymptome, **labiler Charakter,** depressive Gemütslage. **Reizbar,** aber auch manische Aufregungen. **Angst vor Tieren.** Tendenz, heftige Ausdrücke zu gebrauchen, zu schwören und zu fluchen.	Musik, Bewegung, **vor** einem Gewitter. Stehen, **Feuchtigkeit,** Luftzug. Morgens früh, nach Schlaf. **Warmes Zimmer.**	Frische Luft.
Melancholisch, stupurös, indifferent, aber auch heftige Gemütserregungen; schreit und flucht dann. Neigung, zu beißen, Dinge zu zerreißen und zu zerschneiden.	Genuß von **Gemüsen** und **Früchten,** nachts, kaltes feuchtes Wetter.	Langsames Spazieren, Wärme.

Die Hertersche Krankheit

Die Hertersche Krankheit wird von der Schule als eine Absorptionsstörung des Dickdarms aufgefaßt, insbesondere soll die Rückresorption des Wassers im Dickdarm ungenügend sein, weshalb die außerordentlich voluminösen Stühle auftreten. Nach den Erfahrungen der Homöopathie zu urteilen, muß aber der Grund für diese Erkrankung tiefer liegen und vor allem in m a n g e l n d e r A s s i m i l a t i o n von gewissen, für den Aufbau des Körpers wichtigen M i - n e r a l s a l z e n bestehen, wobei insbesondere in Frage kommen *Calcarea carbonica, Silicea, Magnesium muriaticum.* und *Natrium sulfuricum.* Infolge unrichtiger struktureller Anordnung der Moleküle kommt es dann zu verschiedenartigen funktionellen Störungen, wobei die Darmstörungen vorwiegen. Sie äußern sich in ungenügender Verdauungskraft im Darm und in mangelnder Wasserresorption des Dickdarms. Häufig ist aber auch die L e b e r beteiligt, auf welchen Umstand wir durch die Tatsache aufmerksam gemacht werden, daß fast in allen Fällen von Herter Lebermittel angezeigt sind.

Das Vorgehen bei der Behandlung ist folgendes: Man verordnet zunächst das am meisten homöopathische p f l a n z l i c h e Mittel und läßt es etwa 3 bis 4 Wochen lang wirken. Die Krankheit scheint dann meist behoben zu sein, doch zeigt die Erfahrung, daß in der Regel nach einigen Monaten Rückfälle auftreten, d. h. daß also ihre Ursachen mit dem pflanzlichen Mittel allein noch nicht beseitigt worden sind. Infolgedessen wird man gut tun, nach der oben angegebenen Frist noch das homöopathisch angezeigte Antipsoricum zu geben, womit man in der Regel eine völlige und dauernde Ausheilung der Herterschen Krankheit erreicht.

Was die Diät anbetrifft, so pflege ich den Müttern zu empfehlen, in der ersten Zeit noch die vom Kinderarzt angegebene Diät zu befolgen, aber nach der 3. Woche allmählich Zugaben nach Maßgabe der Verträglichkeit zu geben und schließlich zur normalen gemischten Kost überzugehen, sobald dieselbe keine Störungen mehr verursache, was in der Regel nach 4- bis 8wöchiger Behandlung ohne weiteres möglich ist, da bis dahin praktisch die Ausheilung erreicht ist.

Mittel bei der Herterschen Krankheit

Passende pflanzliche Mittel für die erste Periode der Behandlung (akute Phase)

Mittel	Leitsymptome
Chamomilla	Eine Wange heiß und rot, die andere blaß und kalt; schlimmer beim Zahnen. Stühle heiß, grünlich, wässerig, übelriechend mit schleimiger Bedeckung; Defäkation oft begleitet von Kolikschmerzen.
Carbo vegetabilis	Der Bauch ist voller Gase, Gasaufstoßen und Winde, verträgt Fette nicht, Anus gereizt, sehr übelriechende und reichliche Stühle, brennende Schmerzen am After.
China	Aufgetriebener Bauch mit Kolikschmerzen, besser durch Zusammenkauern, aber **nicht** gebessert durch Aufstoßen oder Windabgang. Leber oft druckempfindlich. Stühle unverdaut, Durchfall oft sofort nach dem Essen auftretend. Der Durchfall schwächt das Kind sehr.
Oleander	Darmkollern mit äußerst reichlichen fötiden Stühlen, die meist nicht oder unvollständig verdaut sind. Mit dem Stuhl meist Gasabgang. Brennende Schmerzen im After; durstig, Heißhunger, Gasaufstoßen.
Podophyllum	Eines der wichtigsten Mittel beim Herter. Der Stuhlabgang ist schmerzlos, Stühle grünlich, wässerig, übelriechend, äußerst voluminös. Oft Prolapsus ani während oder vor dem Stuhlgang. Durchfall **abwechselnd** mit Verstopfung. Bei Verstopfung Stühle entfärbt, hart, trocken.

Psyche	Verschlimmerung	Besserung
Überempfindlich, ungebärdiger Schmerz, ungeduldig, reizbar; verlangt Dinge und wirft sie nachher weg.	Hitze, kalte Winde, nachts.	Passive Bewegung (beim Herumgetragenwerden), feuchtwarmes Wetter, wenn man sich mit ihm beschäftigt.
Ängstlich, besonders nachts.	Abends, nachts, Fett, Milch, feucht-warmes Wetter, warmes Zimmer.	Rülpsen und Abgang von Winden, frische Luft.
Apathisch, unfolgsam, nervöse Schlaflosigkeit infolge Gedankenzudrangs.	Berührung, Durchfälle, nach dem Essen, Früchte, Milch, nach längerem Schwitzen.	Zusammenkauern, starker Druck, Wärme, frische Luft.
Schlechtes Gedächtnis, Zerstreutheit.	Ruhe, Haut sehr empfindlich auf das Scheuern der Kleider.	
	Morgens früh, heißes Wetter, während des Zahnens.	

Mittel	Leitsymptome
Veratrum album	Außerordentlich voluminöse Stühle, schmerzhafte Defäkation mit nachfolgender Erschöpfung, dabei Heißhunger. Durst für kaltes Wasser; Abneigung gegen warmes Essen; Verlangen nach Früchten und duftigen kalten Speisen, welche verschlimmern.

Die psychischen Symptome sind naturgemäß bei kleinen Kindern nicht deutlich ausgeprägt.

Psyche	Verschlimmerung	Besserung
Heftig, Zerstörungswut, mitunter abwechselnd mit melancholischer Indifferenz.	Früchte und Gemüse, feuchtes und kaltes Wetter.	Wärme.

Mittel bei der Herterschen Krankheit

2. Phase: Behandlung der der Herterschen Krankheit zugrundeliegenden konstitutionellen Störungen (Psora).

(Mittel sind nach ihrer Wichtigkeit in absteigender Reihenfolge geordnet. Meist besteht naturgemäß das Symptom der äußerst voluminösen Stühle, die schlecht riechen und in Haufen entleert werden, mehrmals am Tage; dieses Symptom ist daher im folgenden nicht mehr angegeben.)

Mittel	Leitsymptome
Silicea	Großer Kopf, sonst mager, insbesondere magere Glieder, aber großer **vorgetriebener** Bauch. Dünne Haut, bleiches Gesicht, nächtliche Kopfschweiße und übelriechende Fußschweiße. Neigung zu eiternden Pusteln und Halsentzündungen. Rachitische Kinder. Beim Auftreten des Herters **nach** Impfungen und Seruminjektionen.
Calcarea carbonica	Fettes Baby, verspäteter Verschluß der Fontanellen, verspätetes Erscheinen der Zähne, verspätetes Gehen; Ellbogen kann weniger als bis 180° gestreckt werden; **nächtliche Kopfschweiße; nicht** übelriechender Fußschweiß, Bauch **nur** in der Magengegend vorgetrieben, Verlangen nach **Süßem,** rasche körperliche **Ermüdbarkeit** beim Gehen, Anfälligkeit für Schnupfen und Polypen in der Nase. Vergrößerte Halsdrüsen, **Milchschorf.**
Magnesium muriaticum	Schweiße am behaarten Kopf (aber **nicht** besonders nachts). Leber oft druckempfindlich; geringer Appetit. Aufstoßen, das nach faulen Eiern riecht. Aufstoßen von weißem schaumigem Magensaft. Vergrößerte Leber. Bläschen auf der Innenseite der Unterlippe.

Psyche	Verschlimmerung	Besserung
Starrköpfig und widerspenstig, dabei schüchtern in größerer Gesellschaft; sensibel auf äußere Eindrücke, Angst vor Nadeln.	Kälte, kalte Abwaschungen, Abdecken im Bett, kalte Getränke, kalte Speisen. Verlangen nach **Geräuchertem**, welches verschlimmert.	Wärme, warmes Einhüllen des Kopfes, im Sommer, feuchtes oder **feuchtwarmes** Wetter.
Hartköpfig, weint aber beim geringsten Tadel oder ist dann lange traurig; ängstlich, will nicht allein sein.	Kälte, **feuchte Kälte**, kalte Abwaschungen, feuchtes Wetter, Vollmond, **körperliche Anstrengung, Milch.**	Trockenes Klima. Warmes Wetter.
	Milch, Fett, Meerbäder.	Frische Luft.

Mittel bei der Herterschen Krankheit

Mittel	Leitsymptome
Natrium sulfuricum	Dickes aufgeschwemmtes Kind, das meistens bei feuchtem Wetter noch aufgedunsener erscheint. Hauteruptionen, die besonders im Frühling auftreten. Der Durchfall tritt regelmäßig **nach** Nahrungseinnahme auf.
Arsenicum album	Mageres Kind, bleich, eingefallen. Neigung zu Übelkeit, welche beim Anblick des Essens oder durch Speisegeruch verschlimmert wird. Katarrhalische Ausflüsse, dünn, wässerig, reizend und oft kadaverartig riechend; ebenso die Stühle. Verlangen nach Milch. Adynamie.
Phosphor	Schlankes, graziöses Kind, starker Durst nach kalten Getränken, die es oft sofort erbricht. Stinkende Stühle und Winde.
Sulfur	Hat immer **zu heiß**, deckt sich im Bett ab, wünscht leichte Kleidung, Verlangen nach frischer Luft, Verlangen nach **Zucker**, Neigung zu **Ekzemen**.

Dosierung: Im allgemeinen wird man die Mittel der ersten Gruppe in C 30 geben, selbstverständlich nur eine Dosis, eventuell in einem halben Glase Wasser aufgelöst und während 2 Tagen eßlöffelweise verabreicht mit ca. 3wöchiger Wirkungsdauer. Während dieser Zeit darf außer Placebo **absolut nichts** weiteres gegeben werden.

Die Mittel der zweiten Gruppe wird man hingegen in der C 200 (M) oder C 1000 (XM) verabreichen, und zwar als Einzeldosis direkt auf die Zunge gegeben oder in etwas Wasser aufgelöst. Die Wirkungsdauer dieser Dosis beträgt mindestens 6 bis 8 Wochen, und es ist ebenfalls davon **Abstand** zu nehmen, während dieser Zeit irgend etwas anderes zu verordnen.

Anstelle dieser Korsakowschen Einzeldosen kann man auch die LM-Potenzen verordnen. Für die erste Gruppe eignet sich am besten 6 LM. Für die zweite Gruppe 12 LM. Man gibt jedes

Psyche	Verschlimmerung	Besserung
Kann Musik nicht leiden, will weder sprechen noch angesprochen werden.	Feuchtes Wetter, feuchte Wohnungen, Aufenthalt am Wasser, Musik, Früchte, Kohl, Fische und andere Wassertiere.	Trockenes Wetter.
Ängstlich, unruhig, will ständig die Lage wechseln, ungezogen, weint, wenn es schmutzig ist, und verlangt, sauber gemacht zu werden.	Kälte, kalte Speisen und Getränke, Milch, Früchte.	Wärme, warme Getränke.
Äußerst sensibel auf alles, leicht beleidigt; furchtsam; **Schlafwandler.** Verlangen nach Gesellschaft; will nicht allein sein; unruhig, aber **Langsamkeit** im Denken.	Berührung, **Dämmerung** (Angst); warme Speisen und Getränke, Salz.	Dunkelheit, kalte Speisen, frische Luft, kalte Abwaschungen, **nach Schlaf.**
Unordentlich, übellaunig, ängstlich für andere, z. B. die Geschwister, heftig, Egoist.	Bettwärme, warme Kleidung, nachts, warmes Zimmer.	Trockenes, mäßig warmes Wetter, frische Luft.

dieser Mittel jeweils 3 Wochen lang und schaltet dann etwa 10 bis 14 Tage Pause ein, bis man das nächste Mittel verordnet. Auch diese Dosierung hat sich mir bewährt, doch habe ich beim Herter keine Vorteile gegenüber den Korsakowschen Einzeldosen feststellen können; im Gegenteil, ich konnte öfters stärkere Reaktionen beobachten (vorübergehende Verschlimmerung der Krankheit und Symptome), was zwar durch Absetzen der Medikation rasch behoben werden kann, aber andrerseits eine gewisse Unsicherheit der Beurteilung mit sich bringt, indem meist nicht leicht zu entscheiden ist, ob es sich um Reaktionen oder um tatsächliche Verschlimmerung der Krankheit handelt. Aus diesem Grunde empfehle ich die Behandlung des Herter mit **Korsakowschen Einzeldosen.**

Das Schütten des Säuglings
(Rumination, Bäuern, Speien)

Mit Schütten, Speien oder Rumination des Säuglings wird das Herausgeben kleinerer oder größerer Mengen der soeben aufgenommenen Nahrung bezeichnet. Es ist an und für sich in der Regel keine ernste Störung, was schon aus dem volkstümlichen Sprichwort hervorgeht: „Speikind: Gedeihkind". Immerhin kann die Erscheinung ziemlich lästig werden, denn wenn das Speien größeren Umfang annimmt, kann es die normale Gewichtszunahme beeinträchtigen, ja sogar zu Gewichtsabnahme führen. Wir verfügen zur Bekämpfung dieses Zustandes über 3 Mittel, die, wenn richtig ausgewählt, in der Regel innerhalb weniger Tage zum vollständigen Aufhören des Speiens führen.

1. Aethusa Cynapium

Dieses Kind hat eine verminderte Fähigkeit, die Milch zu verdauen, es ist daher vor allem die Milch, welche sofort nach dem Trinken in einem Schwall wieder herausgegeben wird. Als Leitsymptom für dieses Mittel hat sich die Beobachtung bewährt, daß das Kind n a c h d e m H e r a u s g e b e n H u n - g e r hat und wieder n a c h N a h r u n g v e r l a n g t oder, wenn es dies nicht tut, aus der wieder dargereichten Flasche g i e r i g trinkt. Häufig ist dieses Kind ein Schreihals.

2. Antimonium crudum

Die klinische Erscheinung des Herausgebens ist hier dieselbe, aber das Mittel läßt sich leicht vom vorherigen unterscheiden, indem hier das Kind nach dem Herausgeben n i c h t nach neuer Nahrung verlangt und, wenn man ihm die Flasche wieder reicht, n i c h t mehr trinken will. Als typische Begleiterscheinungen finden sich ferner w e i ß e Z u n g e, was bei *Aethusa* fehlt, ferner Luftaufstoßen. Hingegen besteht, ähnlich wie bei *Aethusa*, auch Unverträglichkeit der Milch im allgemeinen.

3. Bismutum

Hier besteht eine allgemeine U n v e r t r ä g l i c h k e i t g e g e n F l ü s - s i g k e i t e n, das Kind gibt alles heraus, was flüssig ist, sei es Wasser, Milch, Schleim usw. Die Verdauung ist meistens langsam, und es besteht (übelriechendes) Aufstoßen von Luft. Nicht selten ist dieser Zustand von Magenschmerzen begleitet. Das Kind windet und krümmt sich nach der Nahrungsaufnahme. Die Zunge ist meist w e i ß belegt.

Man wird sozusagen in allen Fällen mit diesen 3 Mitteln auskommen. D o s i e r u n g : Man löst 2 bis 3 Kügelchen des betreffenden Mittels in der 30. Centesimalpotenz in 4 bis 5 Eßlöffel Wasser auf und verteilt diese Menge auf 3 Mahlzeiten, indem man jeweils ein Drittel dieser Verdünnung einer Mahlzeit beimischt. Weiter ist nichts zu geben, denn nach 2 bis 3 Tagen verliert sich in der Regel die Erscheinung v o l l s t ä n d i g.

Das Erbrechen

Das Erbrechen ist naturgemäß eine komplexe Erscheinung. Sie kann auftreten nach Genuß von verdorbener Nahrung, durch Überladung des Magens, durch Verabreichung von Nahrungsmitteln, für welche bei dem Kinde eine k o n s t i t u t i o n e l l e U n v e r t r ä g l i c h k e i t besteht, öfters auch ohne jeden sichtbaren äußeren Grund, ferner bei interkurrenten Krankheiten aller Art, insbesondere bei solchen, die die Leber in Mitleidenschaft ziehen. Die Schule bekämpft das Erbrechen durch vorübergehenden Nahrungsentzug oder Nahrungsverminderung, was bei akzidentellem Erbrechen in der Regel auch ausreichend ist. Besteht Unverträglichkeit gegen ein Nahrungsmittel, wie gegen Milch, Eier, Fett usw., so wird dieses Nahrungsmittel von der Schule verboten oder nur in ganz kleinen Mengen zugelassen, so daß dann das Erbrechen nicht mehr hervorgerufen wird. In schwereren Fällen greift die Schule nach Mitteln, welche das Brechzentrum lähmen, wie *Atropin, Belladonna* oder anderen Narkoticis.

Für unsere Begriffe ist naturgemäß weder das Verbot der unverträglichen Speisen noch die Lähmung des Brechzentrums eine wirkliche Behandlung, weil bei einem Kind, das eine gewisse Nahrung nicht verträgt, eben eine tieferliegende Störung vorhanden sein muß, ein krankhafter Zustand, den wir erst dann als geheilt betrachten, wenn er durch geeignete Behandlung behoben worden ist, so daß fortan das Kind das betreffende Nahrungselement verträgt. Wir werden also höchstens vorübergehend den betreffenden Nahrungsbestandteil aus der Diät streichen. Unser Bestreben geht aber dahin, eine normale Verträglichkeit für alle Nahrungsbestandteile zu erreichen. Von Mitteln, die narkotisch auf das Brechzentrum wirken, kann bei uns schon gar nicht die Rede sein, weil es sich hier ja lediglich um Symptomenunterdrückung, aber keineswegs um die Einleitung eines Heilungsvorganges handelt. Die Mittel, die beim Erbrechen vorzüglich Anwendung finden sind folgende:

Mittel bei Erbrechen

Mittel	Auslösende Ursache oder Unverträglichkeit	Leitsymptome
Aethusa Cynapium	Milch.	Hungrig nach Nahrungsaufnahme, verlangt wieder zu trinken. Aufstoßen sofort bis 1 Stunde nach Nahrungsaufnahme. Herausgeben von weißer schaumiger Flüssigkeit, Übelkeit beim Anblick von Speisen; Erbrechen oft begleitet von Schweißausbruch und Schwäche. Unverdaute, dünne, grünliche Stühle, begleitet von Kolik und Tenesmen, oder dann hartnäckige Verstopfung.
Antimonium crudum	**Milch, saure** Speisen, saure Früchte, **Salat,** Magenüberladung.	Dickes Kind, weiße Zunge, Appetitlosigkeit oder Heißhunger, Luftaufstoßen, Neigung zu nässenden Ekzemen und Impetigo, die von Magenstörungen begleitet sind.
Antimonium tartaricum	Erbrechen bei interkurrenten Erkrankungen oder ohne erkennbare Ursache.	Weiße Zunge, bleiches, eingefallenes Gesicht, bläuliche Lippen, allgemeine Schwäche, kalte Schweiße, Durst nach kaltem Wasser; Verlangen nach Äpfeln, Früchten und sauren Speisen, welche verschlimmern. Starke Gasbildung im Abdomen mit Gasaufstoßen und Windabgang. Neigung zu Bronchitis mit Rasseln. **Schläfrigkeit** tagsüber. Hautausschläge mit Krustenbildung.
Amygdalus persica	Das Kind erbricht alles, was es zu sich nimmt.	Gastroenteritis, Morgenübelkeit, lange schmale spitzige Zunge mit roten Rändern und roter Spitze.
Bismutum	(siehe Seite 156)	

Psyche	Verschlimmerung	Besserung
Häufiges Schreien.	Zwischen 3 und 4 Uhr morgens, abends, Wärme, Sommerwetter.	Frische Luft, Gesellschaft.
Widerspenstig, Widerspruchsgeist; das Kind will weder angesprochen noch angerührt werden und fängt an zu weinen, wenn man es tut. Sentimental, aber sehr rasch **verstimmt**.	Hitze, **Sonne, saure** Speisen, Brot und Mehlspeisen, **Milch**, kalte Bäder.	Frische Luft, Ruhe, feuchte mäßige Wärme.
Ängstlich, weint, wenn man es anrührt, Verzagtheit.	Im Gegensatz zu *Ant. crud.* durch Sonne und Hitze **nicht** verschlimmert, hingegen abends, beim Liegen, nachts, durch feucht-kaltes Wetter, **saure** Speisen und **Milch**.	Aufstoßen, Auswerfen von Bronchialsekret.
	Morgens.	

Mittel bei Erbrechen

Mittel	Auslösende Ursache oder Unverträglichkeit	Leitsymptome
Calcarea carbonica	Milch.	Saure Dyspepsie, Unverträglichkeit von Milch, Durchfälle **nach Milchgenuß**; saures Aufstoßen und **saure Stühle**; Epigastrium aufgetrieben.
China	Milch, Früchte.	Erbricht unverdaute Speisen, langsame Verdauung, verlangt nach Früchten, aufgetriebenes Abdomen, starkes Luftaufstoßen ohne Erleichterung, bitterer Mundgeschmack, schmutzig belegte Zunge.
Colchicum		Durst, trockener Mund, Gasauftreibung des Abdomens, starke Salivation, bricht Schleim, Galle oder Nahrung. Kapriziöser Appetit mit Verlangen nach den allerverschiedensten Speisen; aber sobald es diese sieht oder den Speisegeruch wahrnimmt, wird es ihm übel oder es muß erbrechen. Kolikartige Schmerzen im Colon transversum.
Ferrum metallicum	Eier.	Erbrechen sofort nach Nahrungsaufnahme und nach Mitternacht, Aufstoßen von größeren Nahrungsmengen. Verlangen nach sauren Sachen, entweder Heißhunger oder dann vollständiger Appetitverlust. Völlegefühl im Magen, bleiches Gesicht, Neigung zum Erröten.

Psyche	Verschlimmerung	Besserung
	Milch.	
Apathisch, unfolgsam. Gedankenzudrang beim Einschlafen, welcher den Patienten am Schlafen hindert.	Leichter Druck, Verlust von Körpersäften, nach dem Essen, Rückwärtsbeugen.	Zusammenkauern, starker Druck, frische Luft, Wärme.
	Anblick oder Geruch von Speisen, Bewegung.	
Reizbarkeit, verträgt Geräusche nicht, Neurasthenie.	Eier, bei Überhitzung durch körperliche Anstrengung; beim Schwitzen.	Langsames Spazierengehen.

Mittel	Auslösende Ursache oder Unverträglichkeit	Leitsymptome
Ipecacuanha	Fette, schwere Nahrung, Kalbfleisch, Gebäck.	Konstante Übelkeit oder Erbrechen bei **sauberer** normaler **Zunge**; erbricht Galle oder Schleim; Salivation; bleiches Gesicht mit blauen Augenringen.
Kreosotum	Übelkeit und Erbrechen.	**Saure Dyspesie, Übelkeit** und Erbrechen von süßlich schmeckender Flüssigkeit am Morgen, oder von Speisen mehrere Stunden nach dem Essen. Neigung zu Zahncaries und zum Gelbwerden der Zähne, oft mit vollständigem Zerfall derselben. Schlechter Mundgeschmack. Alle Ausflüsse **übelriechend.** Fröstelig.
Nux vomica	Nach Magenüberlastung und Durcheinanderessen von verschiedenen Speisen.	Saures oder Galleerbrechen, welches sofort **erleichtert,** Magengegend druckempfindlich, Übelkeit und Erbrechen, besonders morgens oder nach dem Essen. Zungengrund **dick** belegt, aber **vordere** Partien der Zunge **sauber;** Verstopfung mit vergeblichem Stuhldrang; fröstelig.
Pulsatilla	Fette Speisen, **Schweinefleisch,** heiße Speisen und Getränke, **Eis, fettes Gebäck.**	Gelblich belegte oder weiße Zunge, dick mit Schleim bedeckt, der fest haftet. **Breite Zunge, bitterer** Geschmack im Munde; **trockener Mund, Durstlosigkeit,** Abneigung gegen fette Speisen, ferner gegen **warme** Speisen und Getränke.
Sepia	Fette Speisen, **Milch,** Butter.	Übelkeit durch Speisegeruch und am Morgen nüchtern; nicht gebessert

Psyche	Verschlimmerung	Besserung
Reizbar.	Periodizität, fette, schwere Speisen, Zuckerbäckereien, Cremes, Bewegung.	
Reizbar. Das Kind verlangt alles mögliche, wirft es aber weg, wenn man es ihm gibt. Musik erregt es oder bringt es zum Weinen.	Nüchtern oder längere Zeit nach Nahrungsaufnahme; Kälte; frische Luft.	Wärme, Bewegung, warme Speisen.
Reizbar, nervös, überempfindlich auf äußere Eindrücke, heftig, **zornmütig.**	Beim Erwachen, Durcheinanderessen; übermäßige Nahrungsaufnahme, $^1/_2$ Stunde nach dem Essen, trockene Kälte.	Nach dem Erbrechen.
Sanftes weinerliches Gemüt, äußerst sensibel auf Tadel oder Grobheiten.	Hitze, besonders **warmes Zimmer,** fettes Essen, **Schweinefleisch,** nach dem Essen, gegen Abend.	Frische Luft, kalte Speisen und Getränke.
Will nicht allein sein, weinerlich, indifferent.	Beim Erwachen, morgens, Feuchtigkeit, Kälte, vor Gewittern.	Energische körperliche Bewegung, Wärme, warme Umschläge.

Mittel	Auslösende Ursache oder Unverträglichkeit	Leitsymptome
		durch Nahrungsaufnahme; Verlangen nach **Essig** und **Cornichons,** saure Dyspepsie. Abneigung gegen Fett. **Trägheit der Leber, gelbliche Tönung der Haut, hat keinen** Appetit beim **Morgenessen, rötliches Sediment** im Urin, das am Nachttopf **haftet.**
Silicea	Kalte Speisen und Getränke.	Appetitlosigkeit bei starkem Durst, erbricht nach dem Trinken. Druckempfindlichkeit der Magengrube. Abneigung gegen Fleisch und warmes Essen, aber Verlangen nach Rauchfleisch und geräucherten Wurstwaren. Äußerst kälteempfindlich und erkältlich.
Tabacum	—	Heftiges Erbrechen mit bleichem eingefallenem Gesicht und allgemeiner Schwäche.
Veratrum album	Gastroenteritis verursacht durch Früchte und Gemüse oder Infektionen.	Heftiges, reichliches Erbrechen, das außerordentlich schwächt, Schwäche mit kalten Schweißen. Durst nach kaltem Wasser, Abneigung gegen warmes Essen. Verlangt nach Früchten, saftigen Speisen und kalten Speisen und Getränken, also gerade nach dem, was ihm nicht gut tut.

Psyche	Verschlimmerung	Besserung
Überempfindlich auf äußere Eindrücke, hartköpfig, übergewissenhafte Schulkinder.	Neumond, morgens, Kälte. Abdecken im Bett.	Wärme, feuchtes und Sommerwetter.
—	Durch passive Bewegung besonders im fahrenden Wagen oder Booten, Kälte.	Frische Luft, beim Augenschließen Niederlegen, saure Speisen. Ruhe.
Indifferent oder sehr heftig, Neigung, zu schlagen und Dinge zu zerreißen.	Feuchtes kaltes Wetter, Früchte und Gemüse, abends und nachts.	Wärme.

Mittel bei Mastdarmvorfall

Mittel	Klinische Symptome	Leitsymptome
Ferrum metallicum		Anämisch, **mundvolles Aufstoßen von Nahrung nach dem Essen**, Übelkeit oder Erbrechen nach dem Essen, Unverträglichkeit von **Eiern**, Urininkontinenz, **tags**, bleiches Gesicht und bleiche Schleimhäute, aber rasches **emotives Erröten**.
Muriatic acidum	Prolaps, der sich bei jeder Gelegenheit wiederholt.	Allgemeine Schwäche, Adynamie, Neigung zu Aphthen im Mund. Abneigung gegen Fleisch, Neigung zu Stuhlabgang beim Urinieren, auch Austreten des Prolapsus während des Urinierens.
Podophyllum	Prolapsus ani.	Aufgetriebener Bauch, Neigung, auf dem Bauch zu liegen, träge Leberfunktion, Neigung zu Durchfall mit voluminösen Stühlen oder Verstopfung mit entfärbten Stühlen. Verstopfung abwechselnd mit Durchfall, knirscht nachts mit den Zähnen.
Ruta graveolens	Austritt des Mastdarmes beim Bücken oder Stuhlpressen.	Stuhl meist verstopft; das Kind muß stark drücken, um ihn zu evakuieren.
Sepia	Austritt des Darmes beim Stuhlgang.	Übelkeit morgens; Appetitlosigkeit beim Frühstück; träge Leber; **gelbliche** Haut- und vor allem Gesichtsfarbe, Neigung zu **Akne** auf **Kinn** und **Stirne**, Verlangen nach gut gewürzten Speisen und nach Essig.

Psyche	Verschlimmerung	Besserung
Reizbar, verträgt Widerspruch nicht, nervöse Erschöpfbarkeit.	Beim Schwitzen, Ruhe.	Langsame Spaziergänge.
Reizbar, unruhig, wortkarg, Neigung, Kummer im Innern zu verarbeiten.	Feuchtigkeit.	—
—	Morgens früh, nach Stuhlgang, warmes Wetter, während des Zahnens.	—
—	Kälte, feucht-kaltes Wetter.	—
Indifferent, Abneigung gegen Beschäftigung und Arbeit, ängstlich, besonders abends.	Abends, Feuchtigkeit, Kälte, vor Gewittern.	Kräftige körperliche Anstrengung (aber nicht für den Prolapsus). Bettwärme, warme Umschläge.

Die Hernien

Die Hernien gelten heute als ein Gebiet, für welches ausschließlich die Chirurgie zuständig ist. Das ist im großen und ganzen wohl richtig, aber nicht weniger richtig ist es, daß ein gewisser Prozentsatz von Hernien, nämlich etwa 30 bis 35 %, auch der internen Behandlung zugänglich ist.

Was ist eine Hernie? Das ist doch schließlich ein Zustand, der infolge einer fehlerhaften Vitalreaktion bestimmter Gewebe entstanden ist, d. h. infolge ungenügender Wachstumsenergie gewisser Zellverbände oder infolge von Zellteilungen in falschen Richtungen usw.

Solange nun die Gewebe noch jugendlich sind, ist es möglich, diese mangelhafte Entwicklung nachzuholen mit dem Erfolg, daß die Hernien verschwinden. Dies kann ja sogar mitunter spontan eintreten, allerdings nur in seltenen Fällen. Mittels gut gezielter Homöopathie ist es jedoch möglich, den hier beteiligten Geweben den nötigen Wachstumsimpuls zu erteilen und demselben die erwünschte Richtung zu geben. Selbstverständlich wird man davon absehen, beim Vorliegen großer Hernien dem Patienten Erfolg zu versprechen, insbesondere wenn es sich schon um ältere Kinder handelt. Hingegen ist bei kleineren Hernien und jüngeren Kindern, insbesondere bei Säuglingen, ein Versuch durchaus angezeigt, um so mehr als 1 bis höchstens 2 Mittel gegeben werden müssen, wobei es allerdings unerläßlich ist, daß dieselben w ä h r e n d M o n a t e n ihre Wirkung entfalten können, was nur gewährleistet ist, wenn man davon absieht, in der Zwischenzeit irgendwelche andere Mittel zu geben. Diesem Prinzip muß man allerdings s t r e n g nachleben.

Im folgenden werde ich mich darauf beschränken, die für die verschiedenen Variationen von Hernien in Betracht kommenden Mittel einfach aufzuzählen. Selbstverständlich muß aber das Mittel passen, d. h. es muß nicht nur der Art der Hernien, sondern auch dem Charakter des Patienten entsprechen und seine charakteristischen Modalitäten aufweisen, also zum Beispiel seine Empfindlichkeit auf Wärme, Kälte, warmes Zimmer, Sonne, auf gewisse Nahrungsmittel und auf gewisse psychische Einflüsse. Die Mittel sind in alphabetischer Reihenfolge aufgeführt.

Hernia umbilicalis:

C a l c a r e a   c a r b o n i c a, *Lachesis*, *Nux moschata*, *NUX VOMICA*.

Hernia inguinalis:

AURUM, *Lycopodium*, *Nitri acidum*, *NUX VOMICA*.

Hernia femoralis:

L y c o p o d i u m, *NUX VOMICA*.

In bezug auf die Arzneimittelbilder verweise ich auf die einschlägigen Materiae medicae oder auf die in meinen verschiedenen Arbeiten gegebenen Darstellungen. Was die Dosierung anbetrifft, so können sowohl Korsakoff-Potenzen in der Höhe von C 30 oder 200 gegeben werden, stets mit mehrmonatiger Wirkungsdauer oder dann die LM-Potenzen, beginnend bei der 6. LM und allmählich ansteigend. Die Kur wird nach den üblichen Regeln durchgeführt.

Analfissuren

Auch in bezug auf die Heilung der Analfissuren mit Homöopathie war ich früher recht skeptisch. Seit ich aber die rasche Ausheilung einer Analfissur bei einem Erwachsenen gesehen habe, in die man wegen ihrer enormen Größe einen Finger einlegen konnte — und dies noch durch eine e i n z i g e Dosis *Nitri acidum* C 200 —, bin ich anderer Meinung geworden. Kauterisieren und derartige Manipulationen, mit denen man bloß an der Oberfläche des Körpers herumhobelt, ohne im geringsten den Vitalmechanismus zu beeinflussen, welcher doch die Fissur verursacht hat und sie unterhält, kommen bei mir nicht mehr in Frage. Mittels der Homöopathie sind praktisch alle Fissuren innerhalb kurzer Zeit durch Beseitigung ihrer wirklichen Ursache (die uns allerdings ihrem Wesen nach unbekannt ist) dauernd zu heilen.

Mittel bei Analfissuren (die Mittel sind nach ihrer Wichtigkeit geordnet)

Mittel	Klinische Symptome	Leitsymptome
Nitri acidum	Analfissuren mit Schmerzen wie von Splittern, unregelmäßige Ränder, Geschwürsgrund wie bloßliegendes Fleisch aussehend oder stark granulierend.	Meist dunkler, schlanker Patient, auftretende Schmerzen wie Kopfweh usw. kommen plötzlich und verschwinden plötzlich. Zur Krankheit prädisponierte Stellen sind die Punkte, wo Schleimhaut und Körperhaut ineinander übergehen. Trotz starken Pressens kommt nur wenig Stuhl, Schmerzen wie von Splittern. Übelriechender Fußschweiß. Verlangen nach unverdaulichen Dingen wie Erde, Kreide usw. Kauen an den Fingernägeln. Kopfweh, wie wenn ein Band um den Kopf angezogen würde.
Aesculus hippocastanum	Analfissur mit Brennen im After, begleitet von Kälteschauern, die den Rücken hinauf- und hinabgehen.	Empfindung, wie wenn das Rectum mit Splittern angefüllt wäre; Neigung zu Gefäßdilatationen, insbesondere zur Schlängelung und Erweiterung der Venen in den verschiedensten Körperteilen, insbesondere den Augen, dem Oesophagus usw. Trockene Nasenschleimhaut. Die aspirierte Luft wird als unangenehm kalt empfunden.
Arsenicum album	Analfissuren mit brennenden Schmerzen.	Durch Darmspasmen verursachter Austritt des Rectums, das aber beim Nachlassen der Spasmen sofort wieder zurückschlüpft. Kadaverartiger Geruch des Körpers und aller seiner Sekretionen und Exkretionen. Neigung zu Durchfall; Adynamie, brennende Sekretionen aus Augen,

Psyche	Verschlimmerung	Besserung
Reizbar, hartnäckig, schwieriges Kind, empfindlich auf Geräusch und Schmerz.	Abends und nachts, große Kälte und starke Wärme, besonders **heißes Wetter.**	**Beim Wagenfahren.**
Reizbar und melancholisch.	Morgens beim Erwachen, Bewegung, nach dem Essen, beim Stehen.	Frische, kühle Luft.
Wenig Lebenskraft, ängstlich, unruhig, will nicht allein sein, bösartig, peinlich in Kleinigkeiten.	Kälte, kalte Speisen und Getränke, Feuchtigkeit.	Wärme, warme Speisen und Getränke.

Mittel	Klinische Symptome	Leitsymptome
		Nase und Vulva. Neigung zu Übelkeit beim Anblick oder Geruch von Speisen. Meist mageres gebrechliches Kind; durstig nach kleinen Mengen Flüssigkeit, aber häufig.
Calcarea fluorica	Analfissuren, von starken Schmerzen begleitet, leicht blutend.	Afterjucken, Neigung zu Verhärtungen, insbesondere der Drüsen, bleiche Gesichtsfarbe; Gelenke abnormal schlaff und beweglich.
Ratanhia	Analfissuren, die wie Feuer brennen.	Empfindung von Zusammenschnürung im After, Brennen im After mehrere Stunden lang nach Stuhlgang. Kopfweh nach Stuhlgang.
Sedum acre	Analfissuren, überhaupt Neigung, Fissuren hervorzurufen.	Zusammenschnürungsgefühl, insbesondere am Rectum nach Stuhlgang.
Silicea	Anale Fisteln und Fissuren, die aber nicht brennen.	Sphinkterspasmus am Rectum, Stuhlverstopfung, der Stuhl, der durch starkes Pressen schließlich ausgetrieben wird, schlüpft nach Nachlassen des Pressens wieder ins Rectum zurück. Abneigung gegen Fleisch (außer Rauchfleisch) und warme Speisen. **Appetitmangel**, Verlangen nach **Rauchfleisch**, Gasauftreibung des Abdomens; Darmkollern. Neigung zu Eiterungen und **übelriechende Sekretionen**.

Psyche	Verschlimmerung	Besserung
Praktisch, interessiert, besonders an Geldsachen.	Ruhe, Wetterwechsel.	Wärme.
—	Wärmeapplikationen.	Kälteapplikationen am Rectum.
—	—	—
Hartköpfig, reizbar, ängstlich, äußerst beeindruckt durch äußere Einflüsse, übermäßig skrupulös.	Morgens, kalte Abwaschungen, Abdecken, Kälte. Neumond.	Wärme, warme Kleidung, Sommerwetter, feuchtes Wetter.

Mittel	Klinische Symptome	Leitsymptome
Thuja	Analfissuren, oft von Condylomen begleitet und sehr empfindlich auf Berührung.	Empfindung, als ob sich etwas Lebendes bewegte im Bauch. Sehr empfindlich auf Feuchtigkeit und feuchtes Wetter. Ranziges Aufstoßen nach Fettgenuß; verträgt Zwiebeln nicht. Gasauftreibung des Bauches. Darmkollern. Verstopfung, dickflüssige Ausflüsse. Trockenheit der Nasenschleimhaut. Neigung zu gestielten Wärzchen, Polypen und anderen Neubildungen. Brüchige gestreifte Fingernägel.

Psyche	Verschlimmerung	Besserung
Fixe Ideen, emotive Hypersensibilität, Musik verursacht Weinen.	Nachts, besonders zwischen **3 und 5 Uhr**. **Feucht-kaltes Wetter**, Fettgenuß, **nach Impfungen.**	—

Mittel bei Unverträglichkeiten von Nahrungsmitteln*

Milch

Mittel	Klinische Symptome	Leitsymptome
Aethusa Cynapium	Erbrechen.	Hungrig nach Nahrungsaufnahme. Verlangt wieder zu trinken. Aufstoßen sofort oder spätestens 1 Stunde nach Nahrungsaufnahme. Herausgeben von weißer schaumiger Flüssigkeit. Übelkeit beim Anblick von Speisen. Erbrechen oft begleitet von Schweißausbruch und Schwächen. Unverdaute dünne, grünliche Stühle, begleitet von Kolik und Tenesmen, oder dann hartnäckige Verstopfung.
Calcarea carbonica	Durchfall.	Saure Dyspepsie, Unverträglichkeit von Milch, Durchfälle nach Milchgenuß, saures Aufstoßen und saure Stühle, Epigastrium aufgetrieben, Calcarea-Typ (siehe Seite 276).
China	Gasauftreibung.	Erbricht unverdaute Speisen, langsame Verdauung, verlangt nach Früchten. Aufgetriebenes Abdomen; starkes Luftaufstoßen ohne Erleichterung; bitterer Mundgeschmack, schmutzig belegte Zunge.
Lac defloratum	Milch verursacht Verstopfung oder Kopfweh.	Harte voluminöse Stühle, die nur mit großer Anstrengung entleert werden können, Neigung zu Kopfweh mit Hämmern, begleitet von Übelkeit und Erbrechen, Photophobie, profuse Urinausscheidung während der Kopfschmerzen.

*) siehe auch: VOEGELI, A.: Magen-, Leber- und Galle-Erkrankungen, 1. Kapitel, Seite 17. 2. Aufl., Karl F. Haug Verlag, Heidelberg 1981.

Psyche	Verschlimmerung	Besserung
Häufiges Schreien.	Zwischen 3 und 4 Uhr morgens, abends, Wärme, Sommerwetter.	Frische Luft, Gesellschaft.
	Milch.	
Apathisch, unfolgsam. Gedankenzudrang beim Einschlafen, welcher den Patienten am Schlafen hindert.	**Leichter** Druck, Verlust von Körpersäften, nach dem Essen, Rückwärtsbeugen.	Zusammenkauern, **starker** Druck, frische Luft, Wärme.

Mittel	Klinische Symptome	Leitsymptome
Magnesium muriaticum	Trägheit der Leberfunktion. Verstopfung. Kopfweh.	Verstopfung, Schafskotstuhl. Gelb belegte Zunge. Neigung zu Kopfweh, das bei Aufenthalt in frischer Luft **nicht** besser wird. Appetitlosigkeit mit üblem Mundgeschmack. Aufstoßen wie faule Eier.
Natrium carbonicum	—	Schwache Verdauung, gestört bei geringster Abweichung von gewohnter Diät, Abneigung und Unverträglichkeit von Milch. Bitterer Mundgeschmack; frühes Erwachen am Morgen; Retronasalkatarrh mit **durchsichtigem** oder **weißlichem** Schleim. Sommersprossen. Schwache Fußgelenke; schwitzt **nachts reichlich** und hat **am Tag trockene Haut.**
Nitri acidum	—	Meist dunkler, schlanker Patient, auftretende Schmerzen wie Kopfweh usw. kommen plötzlich und verschwinden plötzlich. Zur Krankheit prädisponierte Stellen sind die Punkte, wo Schleimhaut und Körperhaut zueinander übergehen. Trotz starken Pressens kommt nur wenig Stuhl. Schmerzen wie von Splittern. Übelriechender Fußschweiß. Verlangen nach unverdaulichen Dingen wie Erde, Kreide usw. **Kauen an den Fingernägeln.** Kopfweh, wie wenn ein Band streng um den Kopf angezogen würde. Analfissuren.

Psyche	Verschlimmerung	Besserung
—	Nach dem Essen, Milch. Meerbäder.	Frische Luft, außer Kopfschmerzen.
Langsam von Begriff, schlechtes Gedächtnis, ängstlich, besonders beim Herannahen von Gewittern.	Sommerhitze, Musik, geistige Anstrengung, Gewitter, Luftzug, Wetterwechsel. Milch.	Bewegung.
Reizbar, hartnäckig, schwieriges Kind, empfindlich auf Geräusch und Schmerz.	Abends und nachts, große Kälte und starke Wärme. Besonders heißes Wetter. Milch.	Beim Wagenfahren.

Mittel	Klinische Symptome	Leitsymptome
Phosphorus	—	Durchfälle, dünnkalibrige Stühle, kleine Wunden bluten heftig, Hunger sofort nach dem Essen, starker Durst nach kalten Getränken. Verlangen nach Salz, stinkende Winde und Stühle.
Sepia	—	Übelkeit durch Speisegeruch und am Morgen nüchtern, nicht gebessert durch Nahrungsaufnahme. Verlangen nach **Essig** und **Cornichons.** Saure Dyspepsie. Abneigung gegen Fett. Trägheit der Leber, **gelbliche** Tönung der Haut, hat keinen Appetit beim Morgenessen, **rötliches Sediment** im Urin, das am Nachttopf **haftet.**
Sulfur	Bauchbeschwerden auf toxischer Grundlage, Drüsenschwellungen.	Außerordentliche Druckempfindlichkeit des Abdomens. Empfindung von Rauheit und Empfindlichkeit im Bauche, welche das Gesamtbefinden beeinträchtigen, Empfindung, als ob etwas Lebendes im Bauch wäre. Leberschmerzen; kolikartige Schmerzen nach Trinken. Appetitmangel oder Heißhunger; trinkt viel beim Essen, aber ißt wenig. Verlangen nach Süßem. Neigung zu Säurebeschwerden. Saures Aufstoßen, brennende Magenschmerzen mit Empfindung wie von einem Gewicht, Schwäche und Hungergefühl um **11 Uhr.** Hat immer zu warm. Körperöffnungen rot und geschwollen (Lippen, Anus, Augenlider usw.).

Psyche	Verschlimmerung	Besserung
Sehr empfindlich, Langsamkeit im Denken, aber **überempfindlich** auf äußere Eindrücke, strohfeuerhaftes Aufflackern von Sympathiegefühlen, die rasch wieder verschwinden, Verlangen nach Gesellschaft, reizbar.	Körperliche und geistige Anstrengung, warme Speisen und Getränke, Wetterwechsel, feuchtwarmes Wetter, Gewitter, Dämmerung.	Dunkelheit, kalte Speisen und Getränke, frische Luft, nach kurzem Schlaf.
Will nicht allein sein, weinerlich, indifferent.	Beim Erwachen. Morgens, Feuchtigkeit, Kälte, vor Gewittern.	Energische körperliche Bewegung, Wärme, warme Umschläge.
Unordentlich, schmutzig, Abneigung, gewaschen zu werden, ständig mit irgend etwas beschäftigt, aber faul. Abneigung gegen geordnete Arbeit. Neigung zum Grübeln und Philosophieren, dabei Vernachlässigung der Kleidung und der äußeren Sauberkeit. Vergeßlich.	Bettwärme, kaltes Abwaschen und Baden, 11 **Uhr morgens**, nachts; warmes Zimmer.	Trockenes warmes Wetter, Rechtsseitenlage, Anziehen der Beine. Aufnahme von geringen Nahrungsmengen; leichte Kleidung und leichtes Zudecken im Bett.

Mittel	Klinische Symptome	Leitsymptome
Causticum	Saure Dyspepsie.	Abneigung gegen Süßes, Verlangen nach Geräuchertem, Stuhl weich und engkalibrig, oder hart und mit Schleim bedeckt; schwierig auszutreiben. Stuhlentleerung leichter beim Stehen, Neigung zu Husten, Heiserkeit und Aphonie.
Lycopodium	Saure Dyspepsie.	Abdomen, besonders Unterbauch, aufgetrieben, voller Gase, es arbeitet ständig im Bauche, sehr druckempfindlich. Schmerzen verlaufen von rechts nach links, verlangt nach Süßem. Appetitmangel, der aber mit dem Essen kommt, oder Heißhunger, der nach den ersten Bissen vergeht. Völlegefühl im Magen nach geringster Nahrungsaufnahme. Verlangen nach heißen Speisen und Getränken. Verträgt besonders schlecht Kohl, Bohnen, Sauerkraut und **Mehlspeisen.** Saurer Geschmack im Munde. Verstopfung typisch. Nächtliche Polyurie. Rötliches Sediment im Urin. Stuhl hart, kleinkalibrig. Unvollständige Stuhlentleerung.
Natrium carbonicum	Schwache Verdauung.	Schwache Verdauung, gestört bei geringster Abweichung von gewohnter Diät, Abneigung und Unverträglichkeit von Milch und Cerealien aller Art, bitterer Mundgeschmack, frühes Erwachen am Morgen, Retronasalkatarrh mit

Psyche	Verschlimmerung	Besserung
Ängstlichkeit besonders nachts, das Kind will nicht allein ins Bett gehen, weint wegen Kleinigkeiten, äußerst mitleidig und empfindlich auf seelische Belastungen.	Trockene Kälte, Wagenfahren.	**Feuchtes** Wetter, feuchte Wärme, Bettwärme.
Empfindlich und reizbar besonders morgens. Neigung zum Alleinsein, was ihn aber beunruhigt, so daß er gerne jemand in der Nähe haben möchte. Fehler im Sprechen und Schreiben; verwechselt Wörter, Silben und Buchstaben. Mangel an Selbstvertrauen. Schlechte Laune beim Erwachen.	16 bis 20 Uhr. Rechtslateralität; warmes Zimmer; atmosphärische Hitze, Bettwärme, Kleiderdruck.	Mildes, warmes Wetter, mäßige Sonne, warme Speisen und Getränke, frische Luft, leichte Kleidung und Bedeckung im Bett. Bewegung.
Langsam von Begriff, **schlechtes Gedächtnis;** ängstlich, besonders beim Herannahen von Gewittern.	Sommerhitze, Musik, geistige Anstrengung, Gewitter, Luftzug, Wetterwechsel.	Bewegung.

Mittel	Klinische Symptome	Leitsymptome
		durchsichtigem oder weißlichem Schleim, Sommersprossen; schwache Fußgelenke; schwitzt nachts reichlich und hat am Tag trockene Haut.
Natrium muriaticum	Gestörte Stärkeverdauung.	**Guter Appetit** mit Abmagerung. Durst; Verlangen nach Salz, schwitzt während des Essens, Abneigung gegen Brot und schleimige Speisen, Neigung zu Kopfweh (Hämmern), Retronasalkatarrh mit Ausfluß von durchsichtigem Sekret, Stuhlverstopfung. Kann beim Dasein von Drittpersonen nicht urinieren. Fröstelig.
Natrium sulfuricum	Leberstörungen mit scharfen stechenden Schmerzen, Duodenalkatarrh, saure Dyspepsie.	Bitterer Geschmack im Munde, braun belegte Zunge, Durst nach kalten Getränken, Galleerbrechen, starke Gasauftreibung des Abdomens, besonders des **Colon ascendens,** Asthma.
Nux vomica		Äußerst unregelmäßige Peristaltik des Magens und Darms mit spastischer Verstopfung und, abwechselnd, auch spastischen Durchfällen. Unbehagliches Gefühl im Rectum, Durchfälle nach Überessen, häufige, aber geringe Entleerung auf einmal.

Psyche	Verschlimmerung	Besserung
Traurigkeit, reizbar, regt sich schnell auf, Trost verschlimmert, sehr empfindlich auf verdrießliche Dinge.	10 Uhr, Musik, warmes Zimmer, **Ofenhitze,** geistige Anstrengung, Trost, seelische Belastung.	Frische Luft, anliegende Kleider.
Musik macht ihn traurig, will nicht sprechen und auch nicht angesprochen werden.	Feuchtigkeit, Aufenthalt am Wasser, Genuß von Meerestieren, Liegen auf der linken Seite, Musik.	Trockenes Wetter, Druck, Lagewechsel.
Reizbar, überempfindlich, verträgt weder Geräusche noch Licht, noch Gerüche. Sehr beeindruckt durch die geringste Gesundheitsstörung. Neigung, andern Vorwürfe zu machen, zornmütig.	**Morgens,** geistige Überanstrengung, **nach dem Essen,** Gewürze, alkoholische Getränke, Kaffee, trockenes, kaltes Wetter.	Abends, Ruhe, feuchtes Wetter, starker Druck.

Mittel	Klinische Symptome	Leitsymptome
Chininum arsenicosum	Eier verursachen Durchfall.	Appetitlosigkeit, Durst auf kaltes Wasser, das aber nicht bekommt. Zunge dick, schleimig oder gelblich belegt, bitterer Geschmack. Schlaflosigkeit wegen nervöser Erregbarkeit. Kälte der Hände und Füße.
Colchicum	siehe Seite 160	
Ferrum metallicum	Eier verursachen fauliges Aufstoßen und Übelkeit.	Erbrechen sofort nach Nahrungsaufnahme und nach Mitternacht, Aufstoßen von größeren Nahrungsmengen. Verlangen nach sauren Sachen; entweder Heißhunger oder dann vollständiger Appetitverlust. Völlegefühl im Magen, bleiches Gesicht, Neigung zum Erröten.
Ferrum muriaticum	Eier verursachen Kolik mit übelriechenden Winden.	Der ganze Dickdarm ist druckempfindlich vom Coecum bis zum Sigmoid. Dunkle, wässerige Stühle oder Stuhlverstopfung. Schmerzen in der rechten Schulter. Neigung zu Spasmen im Abdomen und in den Muskeln der Glieder. Reichliche Ausscheidung eines hellen Urins mit kristallinischem Sediment.

Psyche	Verschlimmerung	Besserung
Reizbarkeit, Ängstlichkeit. Schwindel beim in die Höhe schauen.	Eier.	
Reizbarkeit, verträgt Geräusche nicht, Neurasthenie.	Eier, beim Überhitzen durch körperliche Anstrengung, beim Schwitzen.	Langsames Spazierengehen.

Fette

Mittel	Klinische Symptome	Leitsymptome
Carbo vegetabilis	Vor allem Gasbeschwerden. Abdomen aufgetrieben, Luftaufstoßen und Abgang von Winden, meist sehr übelriechend. Durchfall mit übelriechenden Stühlen.	Morgendliche Übelkeit, Schmerzen in der Nabelgegend mit Ausstrahlung zum Rücken und entlang der Wirbelsäule. Kolikartige Schmerzen mit Verlangen, zusammenzukauern, langsame Verdauung, besonders für Fette; Abneigung gegen Milch, Fleisch und **Fette**; sehr fröstelig, besonders im Bereich der unteren Extremitäten vom Knie bis zu den Füßen; olivfarbige oder cyanotische Verfärbung der Haut; Lufthunger.
Cyclamen	Fette verursachen Dyspepsie.	Salziger Geschmack im Munde, Singultus, Anämie, Abneigung gegen Fleisch, besonders Schweinefleisch, Durstlosigkeit, Schmerzen in der Ferse.
Ferrum	siehe Seite 160.	
Pulsatilla	siehe Seite 162.	
Jodum	Fette verursachen vor allem Gasauftreibung.	Heißhunger mit starkem Durst, üble Laune, wenn er nicht essen kann. Verliert an Körpergewicht trotz großem Hunger und reichlichem Essen.
Taraxacum	Fette verursachen **Leberstörungen** und Appetitlosigkeit.	**Landkartenzunge** oder Zunge mit **weißem Belag** bedeckt; die nicht belegten Stellen sind empfindlich. Appetitlosigkeit, Speichelfluß, bitterer Mundgeschmack. Leber druckempfindlich. **Nachtschweiße**, Gasauftreibung des Abdomens.

Psyche	Verschlimmerung	Besserung
Abneigung gegen Dunkelheit, schwieriges Kind, Faulheit.	Abends, nachts, Kälte, **Fette**, Milch, warmes, feuchtes, **drückendes** Wetter.	Aufstoßen. Luft und Windabgang, offene Fenster, **kühle Luft** im Zimmer.
Übellaunig, lustlos, schläfrig.	**Fette**, frische Luft, abends, beim Stehen, Genuß von kaltem Wasser.	Warmes Zimmer.
Ängstlich, besonders **bei Ruhe**, Neigung auszukneifen und fortzulaufen; Heftigkeit, Geschäftigkeit.	Ruhe, im warmen Zimmer. Fette.	Beim Gehen, in frischer Luft.
—	Ruhe, Liegen, Sitzen. Fette.	—

Mittel	Klinische Symptome	Leitsymptome
Antimonium crudum	siehe Seite 130	
Arsenicum album	Schwellung und Druckempfindlichkeit des Abdomens.	Kälteempfindlich, Leber- und Milzschwellung, Neigung zu Durchfall; im allgemeinen magerer Typus. Durst: trinkt häufig, aber nur kleine Mengen auf einmal. Übelkeit, welche sich verstärkt durch **Speisegeruch**. Reizende, übelriechende Ausflüsse.
Bryonia	Durchfälle nach Obstgenuß im Sommer.	Druckempfindlichkeit der Bauchdecken. Leber druckempfindlich. Trockenheit der Lippen, Mundhöhle und des Rachens mit außerordentlichem Durst auf **große** Mengen Flüssigkeit. **Gelblich** belegte Zunge mit **bitterem** Mundgeschmack. Übelkeit beim Aufsitzen und Aufstehen. Dunkelbrauner Urin von geringer Menge.
China	Durchfälle nach Obstgenuß.	Aufgetriebener Bauch mit Kolikschmerzen, besser durch Zusammenkauern, aber nicht gebessert durch Aufstoßen oder Windabgang. Leber oft druckempfindlich. Stühle unverdaut, Durchfall oft sofort nach dem Essen auftretend. Der Durchfall **schwächt** das Kind sehr.
Colocynthis	Kolikartige Magen- und Bauchschmerzen.	Schmerzen veranlassen den Patienten zusammenzukauern, wobei er mit den auf dem Bauche gekreuzten

Psyche	Verschlimmerung	Besserung
	Besonders saure Früchte.	
Sorgfältig, peinlich genau in bezug auf Kleidung, Ordnung, und alle übrigen Verrichtungen. Voller Ängste. Unruhe.	Feucht-kaltes Wetter, nach Mitternacht, um 1 Uhr, kalte Getränke oder Speisen, Rechtslateralität.	Wärme, warme Getränke.
Reizbar; geringste Unannehmlichkeit verursacht schlechte Laune; verträgt nichts.	Bewegung in jeder Form, heißes Wetter, Wärme, Berührung, Aufsitzen im Bett.	Liegen auf der schmerzhaften Seite, kleinster Druck, Ruhe, kalte Speisen und Getränke.
Apathisch, unfolgsam, nervöse Schlaflosigkeit infolge Gedankenzudrangs.	Berührung, Durchfälle, nach dem Essen, Früchte, Milch, nach längerem Schwitzen. Nachts, Verdruß,	Zusammenkauern, starker Druck, Wärme, frische Luft.
Reizbar, besonders wenn man ihm Fragen stellt.	Entrüstung, Kälte.	Zusammenkauern, warme Umschläge, Druck auf dem Bauch.

Mittel	Klinische Symptome	Leitsymptome
		Armen einen Druck auf die Eingeweide ausübt. Empfindung, wie wenn der Bauch voll Steine wäre, die gegeneinander kollerten. Krämpfe in den Wadenmuskeln, Schmerzen oft begleitet von Röte und Hitze in den Wangen. Durchfall nach geringer Aufnahme von Früchten.
Natrium sulfuricum	Duodenalkatarrh, saure Dyspepsie, Durchfälle nach Obstgenuß.	Bitterer Geschmack im Munde, braun belegte Zunge, Durst nach **kalten** Getränken, Galleerbrechen, starke Gasauftreibung des Abdomens, besonders des Colon ascendens.
Pulsatilla	Durchfälle, wobei die Stühle außerordentlich wechseln in bezug auf Konsistenz und Farbe.	Darmkollern, besonders nach Früchtegenuß. Dysenterieartige Durchfälle mit Schleim und Blutabgang, dazu ständiges Frösteln; aufgetriebener Bauch. Druck im Magen und im Abdomen wie von einem Stein. Kolikartige Schmerzen. Verträgt Fette nicht. Trockener Mund, Durstlosigkeit, gelbliche oder weiß belegte Zunge, **breite Zunge, bitterer** Mundgeschmack, Abneigung gegen Fette und warmes Essen.
Veratrum album	Schmerzhafte Durchfälle mit Koliken und wässerigen, reichlichen Stühlen, die explosiv entleert werden.	Entleerung gefolgt von Schwäche. Durst nach **kaltem Wasser**, Abneigung gegen warmes Essen, **Schwäche** mit **Übelkeit** und **Erbrechen**, das durch Trinken verschlimmert wird.

Psyche	Verschlimmerung	Besserung
Musik macht ihn traurig, will nicht sprechen und auch nicht angesprochen werden.	Feuchtigkeit, Aufenthalt am Wasser, Genuß von Meerestieren, Liegen auf der linken Seite, Musik, **nach dem Essen.**	Trockenes Wetter, Druck, Lagewechsel.
Sanft, weinerlich, himmelhoch jauchzend und zu Tode betrübt; Angst, allein zu sein; Angst vor Geistern, Verlangen nach Anteilnahme. Schüchtern, äußerst emotiv.	Fette, besonders Schweinefleisch, **Früchte,** Hitze, warmes Essen, gegen Abend, warmes Zimmer, Stehen.	Frische Luft, mäßige Bewegung, kalte Umschläge, kalte Speisen und Getränke.
Melancholisch, indifferent, aber auch heftige Gemütserregungen. Schreit und flucht dann. Neigung, zu beißen, Dinge zu zerreißen und zu zerschneiden.	**Genuß von Gemüsen und Früchten,** nachts, kaltes, feuchtes Wetter.	Langsames Spazieren und **Wärme.**

Mittel	Klinische Symptome	Leitsymptome
Argentum nitricum	Aerogastrie und Aerocolie.	Verlangen nach Süßem, was ihm **nicht** bekommt; ständiges Luftaufstoßen; aufgetriebener Bauch; **emotiver Durchfall**, Magenschmerzen, Bettnässen, Neigung zu Katarrhen der Kehle, des Larynx und der Trachea mit dickem, stärkeartigem Schleim.
Graphites	Genuß von Süßem verursacht **Übelkeit**.	Fettes, frösteliges Kind mit Neigung zu Hautausschlägen, insbesondere Intertrigo. Nässende Ekzeme, vor allem hinter den Ohren mit gelbem, klebrigem, dickflüssigem Sekret. Ausschläge mit fötidem Geschmack. Übler Mundgeruch, saures oder ranziges Aufstoßen. **Abneigung** gegen Fleisch, Fisch und **Süßes**. Gasauftreibung des Magens. Neigung zu Schrunden an den Fingern und an anderen Körperteilen. Die Gase sammeln sich an der dem Liegen entgegengesetzten Seite an. Stuhlverstopfung mit knotigen großkalibrigen Stühlen, die von Schleim bedeckt sind. Hautausschläge wechseln mit Störungen der inneren Organe ab. Brüchige Nägel, die langsam wachsen und oft deformiert sind; übelriechender Fußschweiß. Die Haut ist dick, kalt und neigt zu Eiterungen.
Ignatia	Süßes macht Darmkollern und Durchfall.	Schmerzen in der Ileocöcalgegend; Darmkollern; Krämpfe in der Magengegend; Verdauungsstörungen bei stets

Psyche	Verschlimmerung	Besserung
Stets in Eile, impulsiv, Ängstlichkeit.	**Hitze in jeder Form.** Nachts, kalte Speisen, Süßigkeiten, nach dem Essen, Gefühlserregungen, Linkslateralität.	Aufstoßen, frische Luft, Kälte, Druck.
Schüchtern, unentschlossen, kann nicht still sitzen, sondern muß ständig seine Glieder bewegen; Musik bringt ihn zum Weinen; oft auch **frech.**	Warmes Zimmer, nachts, Süßes.	
Wechselnde Gemütslage, introvertiert, verarbeitet Kummer im Innern, Neigung zu Traurigkeit. Alle Symptome sind	Morgens, frische Luft, nach dem Essen, Tabakrauch, seelische Belastung.	Während des Essens Lagewechsel.

Mittel	Klinische Symptome	Leitsymptome
		gleichbleibender Nahrung, verträgt aber außerordentlich gut selbst schwere Kost, wenn dieselbe abwechslungsreich ist. Saurer Mundgeschmack, beißt sich in die Wangen. Verträgt Tabakrauch nicht. Verlangen nach sauren Sachen und **Süßem.** Reichlicher Abgang von wässerigem Urin. Leichter Schlaf oder Schlaflosigkeit bei der kleinsten Gemütserregung.
Mercurius vivus	Süßes macht Durchfälle und Magenstörungen.	Neigung zu Halsentzündungen, katarrhalische Sekretionen **reizend.** Sie verursachen Brennen. Verträgt offenes und Kaminfeuer nicht. Süßlicher oder metallischer Mundgeschmack. **Entzündungen des Zahnfleisches.** Belegte Zunge, fader Mundgeschmack. Bei akuten Krankheiten Salivation oder trockener Mund mit **starkem Durst** nach kalten Getränken. Neigung zu Durchfall mit grünlichem oder blutigschleimigen Stühlen. **Frösteln beim Stuhlgang,** Knochenschmerzen, besonders nachts; Neigung zum Schwitzen, was aber nicht bessert. Hautjucken schlimmer in Bettwärme.
Selenium	Süßes verursacht Aufstoßen und Magenstörungen.	Akne; Leberstörungen mit Stuhlverstopfung; Stuhl ist hart und sammelt sich im Rectum an.

198

Psyche	Verschlimmerung	Besserung
verstärkt bei der geringsten seelischen Belastung.		
Schwaches Gedächtnis, Mangel an Willenskraft. Wechselnde Gemütslage, mißtrauisch, langsam im Antworten.	Nachts, feuchtes Wetter, Rechtsseitenlage, Schweiße, warmes Zimmer und Bettwärme.	—
Nervöse Schwäche, Schulaufgaben ermüden außerordentlich.	Heißes Wetter, nach Schlaf, Luftzug, Teegenuß.	Kühles Wetter.

Mittel	Klinische Symptome	Leitsymptome
Sulfur	Bauchschmerzen und Übelkeit nach Genuß von Süßigkeiten.	Kolikartige Schmerzen nach Trinken. Appetitmangel oder Heißhunger; trinkt viel zum Essen, ißt aber wenig. **Verlangen nach Süßem.** Neigung zu Säurebeschwerden. Saures Aufstoßen. Schwäche und Hungergefühl um 11 Uhr. Hat immer zu warm. Körperöffnungen rot und geschwollen. (Lippen, Anus, Augenlider usw.)

Psyche	Verschlimmerung	Besserung
Unordentlich. Schmutzig. Abneigung, gewaschen zu werden. Ständig mit irgend etwas beschäftigt, aber faul. Abneigung gegen geordnete Arbeit, Neigung zum Grübeln und Philosophieren, dabei Vernachlässigung der Kleidung und der äußeren Sauberkeit. Vergeßlich.	Bettwärme, kaltes Abwaschen und Baden. 11 Uhr morgens. Nachts.	Trockenes, warmes Wetter. Rechtsseitenlage. Anziehen der Beine. Aufnahme von geringen Nahrungsmengen, leichte Kleidung und leichtes Zudecken im Bett.

Augenstörungen

Es mag dem in die Homöopathie nicht eingeweihten Arzte etwas merkwürdig vorkommen, daß hier mit medikamentöser Behandlung Augenstörungen behoben werden sollen, welche wie der Strabismus als ein der Chirurgie oder wie die Myopie als ein der Optik zugehörendes Gebiet betrachtet werden, bei welch letzterem es eigentlich nichts zu behandeln gibt, als daß man den Fehler mit Gläsern korrigiert.

Als ich noch studierte, wurde uns gelehrt, daß die Myopie gleichsam auf einem angeborenen Konstruktionsfehler des Auges beruhe, der praktisch während des ganzen Lebens hindurch stationär bleibe, und daß die Aufgabe des Arztes lediglich darin bestehe, sie mit Gläsern zu kompensieren. Die Erfahrung hat mir aber gezeigt, daß dies nicht so streng wörtlich genommen werden kann, indem es doch zahlreiche Myopien gibt, die zum mindesten während des jugendlichen Alters progressiv sind, so daß periodisch alle 6 bis 12 Monate die Gläser verstärkt werden müssen.

Das habe ich zum Beispiel an meinem eigenen Sohne erlebt. — Während Jahren klagte er in periodischen Intervallen, daß seine Sehkraft wieder nachlasse, und die Untersuchung durch den Augenarzt ergab jedesmal, daß die Myopie sich wieder verstärkt hatte. Dies ging einige Jahre lang so fort, und diese progressive Entwicklung begann mich allmählich zu beunruhigen. Ich studierte nun den Fall homöopathisch und gab ihm *Physostigmin*, welches als das passendste Mittel erschien, und zwar eine C 30, und nach 2 Monaten nochmals eine C 200 mit dem Erfolg, daß die letzthin verschriebene Brille sich nach einigen Monaten als zu stark erwies und er wieder auf eine frühere, schwächere zurückgreifen konnte. Dies ist nun so geblieben, d. h. die Myopie ist zurückgegangen, und zwar so, daß er nunmehr zur vollen Korrektur seines Brechfehlers nur noch Gläser von 0,75 Dioptrien benötigt. Seit über 10 Jahren hat sich dieser Wert nicht mehr verändert. Ähnliche Erfahrungen habe ich an einer ganzen Reihe anderer Patienten gemacht, so daß es sich meines Erachtens wohl lohnt, bei solchen Brechfehlern, insbesondere wenn sie progressiv sind, die Homöopathie in Anwendung zu bringen.

Mit dem Schielen steht es ganz ähnlich. Selbstverständlich können schwere Fehler von Strabismus nicht zur Heilung gebracht werden. Aber das richtig ausgewählte homöopathische Medikament hat eine selektive Wirkung auf gewisse Muskelgruppen, und falls der Strabismus auf einer gestörten Innervation dieser Muskelgruppen beruht, so kann er wesentlich gebessert werden. Bedingung ist natürlich, daß man mit der Behandlung möglichst früh beginnt. Sie muß während 2 bis 3 Jahren fortgesetzt werden, wobei jedes Mittel während mehreren Monaten beibehalten werden muß, so daß also nur ganz wenige Konsultationen nötig sind.

Es gibt außerdem auch Fälle, wo die Operationen nicht ganz befriedigend ausfallen, sei es, daß die Korrektur ungenügend oder übertrieben ist, sei es, daß einige Zeit nach den Operationen Rückfälle eintreten. Auch hier ist es meist möglich, mit dem richtig ausgewählten Medikament die Resultate zu stabilisieren oder zu verbessern.

Mittel bei Schielen

(Mittel nach Wichtigkeit) a) Konvergent

Mittel	Klinische Symptome	Leitsymptome
Cicuta virosa	Dilatierte Pupillen.	Sehr empfindlich auf blendendes Licht, z. B. von Schneeflächen ausgehend. Periodisches Schielen z. B. nach Schlag oder nach Sturz oder auch nach längerem Lesen. Spastische Tics der Lider und der Cervicalmuskeln. Rotes Gesicht Trismus, Singultus; starker Durst; Neigung zu Konvulsionen und zu tetanusähnlichen Muskelkontraktionen.
Cyclamen		Neigung zu Durchfall, besonders nach Kaffeegenuß. Singultus. Abneigung gegen Fleisch, besonders gegen fettes Schweinefleisch; kein Durst. Flackern vor den Augen, von verschiedenen Farben, oder sieht Sternfiguren. Die Sehstörungen verschlimmern sich mit jeder **Magenstörung**, welche beim Cyclamen-Fall häufig sind. Schielt vor allem mit dem linken Auge nach innen.
Calcarea carbonica	siehe Seite 152.	Vor allem Konvergenzschielen mit dem linken Auge.
China		Schielen vor allem bei wurminfizierten Kindern; zupft und reibt ständig an der Nase; ständig hungrig. Verlangen nach Süßem, Schmerzen in der Nabelgegend.

Psyche	Verschlimmerung	Besserung
Neigung zu Traurigkeit, Abneigung gegen Gesellschaft.	Luftzug, Erschütterung. Tabakrauch.	—
Schläfrig, übellaunig, Mattigkeit.	Frische Luft, Waschungen mit kaltem Wasser, fette Speisen. Abends.	Frottieren, warmes Zimmer, knappe Kost.
Schwieriges, launisches Kind; will weder berührt noch getragen werden; verlangt Dinge, die es aber wegwirft, wenn man sie ihm gibt; übellaunig.		

Mittel	Klinische Symptome	Leitsymptome
Magnesium phosphoricum	Kolikartige Bauchschmerzen und Gasbeschwerden, besser beim Zusammenkauern und durch Wärmeapplikationen.	Zahnweh, besser durch Wärme, warme Speisen und Getränke; beim Zahnen wird alles schlimmer. Supraorbitales Kopfweh; neuralgische Schmerzen des Gesichts; schlimmer durch Gehen in kalter Luft oder durch Waschen mit kaltem Wasser. Tränenfluß, Zuckungen der Lider; farbige Funken vor den Augen.
Nux vomica	siehe Seite 108.	Photophobie, konvergentes Schielen.
Tabacum	Neigung zu Übelkeit, besonders im fahrenden Wagen; bleiche Gesichtsfarbe; kalte Schweiße.	Schielt **nur** beim Lesen.

Psyche	Verschlimmerung	Besserung
Sehr schmerzempfindlich, klagt ständig, wenn ihm das geringste fehlt.	Kälte, nachts, Berührung, Rechtslateralität.	Wärme, Zusammenkauern, fester Druck, Frottieren.
Nächtliche ängstliche Erregung.	Im fahrenden Wagen.	Ruhe.

Mittel bei Schielen

b) Divergent

Mittel	Klinische Symptome	Leitsymptome
Agaricus	Neigung zu Muskelzwitschern und -zucken. Tremor; ferner Hautjucken, wie Stechen mit kalten Nadeln; Chorea.	Doppeltsehen, wie durch Nebel; Zwitschern der Lider und der Augäpfel; juckendes Ekzem der Lidränder.
Colocynthis	Neigung zu Bauchkoliken, besser beim Zusammenkauern.	Bitterer Mundgeschmack, Unverträglichkeit von Früchten.
Conium	Allgemeine Schwäche und Frostigkeit, ist schwach auf den Beinen; zitternder Gang; wenig Kraftreserven.	Photophobie, Tränenfluß. Schwäche nach Verlust von Körpersäften. **Kitzelhusten,** vom Larynx ausgehend. **Drüsenschwellungen** und Verhärtungen, **schwitzt beim Augenschließen.**
Natrium muriaticum	Eines der Hauptmittel, siehe Seite 186.	Schwache Augenmuskeln, wird müde oder bekommt Kopfschmerzen, wenn er längere Zeit akkommodieren muß (beim Lesen, bei feinen Handarbeiten). Schwere Augenlider; ungeschickt; läßt Dinge fallen.

Psyche	Verschlimmerung	Besserung
Schwatzhaft, Abneigung gegen Arbeit, singt und spricht; muß immer etwas aus sich heraus produzieren, will aber nicht antworten.	Frische Luft, nach Essen, kaltes Wetter, vor Gewittern.	Langsame Bewegung in frischer Luft, Spazierengehen.
Reizbar, sehr empfindlich auf Verdruß und Ungerechtigkeit.	Kälte, Ungerechtigkeiten, Ärger. Nachts.	Zusammenkauern, Wärme.
Abneigung gegen Gesellschaft. Neigung zu Traurigkeit. Abneigung gegen geistige Arbeit; schwaches Gedächtnis. Keine Reserve der Nervenkraft; ist bei geringster geistiger Anstrengung sofort müde. Verträgt seelische Erregungen schlecht.	Erkältung, körperliche oder geistige Arbeit; Augenschließen.	Bewegung.

Mittel bei Kurzsichtigkeit Myopie (nach Wichtigkeit)

Mittel	Klinische Symptome	Leitsymptome
Physostigma	Fibrilläre Muskelzuckungen, spinale Irritation.	Nachtblindheit. Photophobie. Pupillen **kontrahiert**. Zucken und Zwitschern des Augapfels; mouches volantes. Tränenfluß. Progressive Myopie.
Phosphorus	siehe Seite 138.	Sieht getrübt wie durch einen Schleier, mouches volantes, grünlicher Schimmer um künstliche Lichtquellen herum. Buchstaben erscheinen rötlich. Schmerzen in den Knochen der Orbita.
Pulsatilla	siehe Seite 138.	Lider entzündet, kleben zusammen, Sekretionen gelblich, cremeartig, dick, reizend. Brennen und Jucken in den Augen. Alles ist schlimmer in warmer Luft.
Cyclamen	siehe Seite 162.	
Pilocarpus microphyllus	Außerordentliche und abnorme Neigung zum **Schwitzen**. Neigung zu Exophthalmus, Salivation, Pupillen **kontrahiert**.	Rasche Ermüdung der Augen. Hitze in den Augäpfeln, Zwitschern der Lider, Akkommodationskrampf beim Lesen.
Calcarea carbonica	Fettleibigkeit. Vierschrötig, untersetzt, vorgetriebene **Magengegend**, Gelenksexkursionen vermindert, kann den Ellenbogen **nicht bis 180°** strecken.	Verlangen nach **Zucker**; frostig, Neigung zum Schwitzen, besonders **nachts am behaarten Kopf**. Hand- und Fußschweiß, welcher Exkoriationen an den Sohlen verursacht. Verträgt die **Milch nicht**. Saurer Geschmack im Munde, Neigung zu **Schnupfen und Polypen**. Abneigung gegen Fett. Neigung zu **Bronchitis**, **Drüsenschwellungen**.

Psyche	Verschlimmerung	Besserung
—	—	—
Ängstlich; hat unangenehme Ahnungen. Angst vor Ansteckung. Vergeßlich; langsam im Denken. Abneigung gegen geistige und körperliche Arbeit, aber wenn er einmal eine Idee gefaßt hat, hartnäckig wie ein Fels im Meer; läßt sich durch nichts aus der Ruhe bringen.	Körperliche und geistige Anstrengung, Kälte, feuchte Kälte, Vollmond.	Trockenes Klima, warmes trockenes Wetter.

Mittel bei Kurzsichtigkeit Myopie (nach Wichtigkeit)

Mittel	Klinische Symptome	Leitsymptome
Lycopodium	siehe Seite 184.	Sieht oft auffallend schlecht nachts, sieht nur die eine Hälfte eines Objekts, Blepharitis chronica, Augen halb offen beim Schlafen, Neigung zu Süßem.
Sulfur	Neigung zu Ekzemen.	Hat immer zu heiß, besonders im Bett; will leicht gekleidet sein. Verlangen nach **Süßem**, Heißhunger um **11 Uhr**. Empfindung, als ob das Herz zu groß sei und in seiner Bewegung durch den Brustkorb gehindert sei. Verträgt **Milch nicht**, saures Aufstoßen.

Psyche	Verschlimmerung	Besserung
Reizbar, egoistisch, unordentlich, faul, vergeßlich.	**Warmes Zimmer,** beim Stehen, Bettwärme, **11 Uhr** morgens.	Warmes, trockenes Wetter.

Die epidemischen Kinderkrankheiten

Wie bereits gesagt, ist es eine durch die Erfahrung bewiesene Tatsache, daß die Krankheitsform, d. h. die sogenannte k l i n i s c h e Krankheit, n i c h t die Grundlage unserer therapeutischen Verordnungen abgeben kann. Diese Behauptung muß allerdings bei den Schulmedizinern auf Unglauben stoßen, was bei der unsäglichen Mühe, die man sich doch gibt, um eine möglichst genaue Krankheitsdiagnose zu stellen, nicht verwunderlich ist. Dennoch ist es so: Krankheiten sind keine Einheiten, sondern Resultanten äußerst komplexer Vorgänge, die einander zufällig gleichen können, auch wenn der Entstehungsmechanismus höchst verschiedenartig ist. In anderen Fällen nimmt die klinische Krankheit wieder äußerlich ganz v e r s c h i e d e n e F o r m e n an, obwohl der Entstehungsmechanismus höchst ähnlich ist. Es würde aber zu weit führen, dies hier zu begründen.

Von dieser Grundregel machen nun die e p i d e m i s c h e n Kinderkrankheiten eine A u s n a h m e , und zwar ist dies die einzige Ausnahme unter allen Krankheiten. Dies ist nicht etwa darauf zurückzuführen, daß sie infektiöser Natur sind, denn bei anderen Infektionskrankheiten trifft dies nicht zu, wie z. B. bei der Tuberkulose, dem Typhus usw., usw.

Bei den epidemischen Kinderkrankheiten liegen die Dinge wahrscheinlich so, daß jede dieser Krankheiten nur bei einer ganz bestimmten Heredität, einer ganz bestimmten Anamnese und unter bestimmten kosmischen und Umweltsbedingungen in Erscheinung treten kann. Nur unter diesen Bedingungen kann der Infektionserreger in einem Menschen Krankheitserscheinungen hervorrufen. Daher kommt es, daß die Kinder für diese Krankheiten eine ganz verschiedene Empfänglichkeit aufweisen.

Masern und Keuchhusten sind tuberkulinische Erkrankungen, und weil der Tuberkulinismus außerordentlich verbreitet ist, bekommen fast alle Kinder diese Krankheiten. Scharlach und Diphtherie gehören hingegen zur heredosyphilitischen Gruppe, und da die luetische Heredität weniger verbreitet ist als die tuberkulinische, ist ein weit kleinerer Prozentsatz der Kinder für diese letzteren Krankheiten empfänglich.

Wenn ein Kind für eine solche Krankheit empfänglich ist, dann ist es für dasselbe unbedingt notwendig, daß es diese Krankheit auch wirklich durchmacht, indem dieselbe dazu dient, bestehende h e r e d i t ä r e I n s u f f i z i e n z e n zu reparieren und dem Kind durch Herbeiführung von vorher fehlenden Immunreaktionen eine größere Widerstandsfähigkeit zu vermitteln im Vergleich zu der Zeit vor dem Durchmachen der betreffenden Krankheit. Auch das könnten wir an Hunderten von Beispielen beweisen, nämlich daß nach dem Durchmachen von Masern, Scharlach oder Keuchhusten vorher bestehende Anfälligkeiten und Krankheitssymptome gebessert werden oder verschwinden.

Es ist daher abwegig, Kinder vor diesen epidemischen Krankheiten bewahren zu wollen — sei es durch Impfung oder durch Isolation —, denn das Durchmachen dieser Krankheiten liegt im Programm ihres Lebenscyclus, der nur dann vollkommen abläuft, wenn die im Programm vorgesehenen Notwendigkeiten auch tatsächlich erfüllt werden.

Aus intellektuellen Überlegungen, aus Furcht und aus Bequemlichkeit mag man vielleicht zu anderen Schlüssen kommen, aber der Intellekt stützt sich lediglich auf die Wahrnehmungen der Sinnesorgane, d. h. auf das, was vom m a t e r i e l l e n G e s c h e h e n abgeleitet werden kann. Das Leben wurzelt aber viel tiefer; es beruht auf Gesetzen, die nur auf Grund von jahrtausendealter Erfahrung erkannt werden können, nicht aber auf Grund von intellektuellen Überlegungen. Was Furcht und Bequemlichkeit anbetrifft, so waren diese für den Menschen stets schlechte Berater.

Epidemische Kinderkrankheiten bilden also in einem gewissen Sinne E i n h e i t e n im Gegensatz zu allen übrigen Krankheiten, und weil dies so ist, gestaltet sich ihre homöopathische Behandlung verhältnismäßig einfach, in dem Sinne, daß wir für jede Krankheit e i n H a u p t m i t t e l haben, das fast in allen Fällen therapeutisch wirksam ist. Es gewährleistet einen möglichst störungsfreien Ablauf und führt die spezifischen Immunisationsvorgänge herbei, welche den Zweck der Krankheit darstellen.

Es gibt auch für jede dieser Krankheiten ein P r o p h y l a k t i c u m , das meist mit dem Heilmittel zusammenfällt und dessen Verabreichung bei Epidemien die meisten Patienten vor Ansteckung schützt. Aus dem Obengesagten geht jedoch hervor, daß eine Prophylaxe im allgemeinen nicht wünschenswert ist, weshalb man diese nur in Ausnahmefällen anwenden wird, also z. B. wenn eine Epidemie einen besonders gefährlichen Charakter aufweist oder wenn ein Kind aus anderen Gründen im betreffenden Moment durch diese Krankheit gefährdet ist. Die Prophylaxe kann aber ohne weiteres angewandt werden zur Immunisierung der älteren Familienmitglieder, des Krankenpflegepersonals usw., dessen Wohlbefinden ja bei Epidemien ganz besonders erwünscht ist. Es wird im folgenden stets das P r o p h y l a k t i c u m , das H a u p t m i t t e l für die f i e b e r h a f t e Periode, die Komplementärmittel*) und das Mittel für das A b k l i n g e n der Krankheit angegeben. Beim Prophylakticum und Hauptmittel sind die Symptome nicht besonders angegeben, diese Mittel werden bei normalem Ablauf der Krankheit ohne weiteres verordnet. Wo aber abnormale Symptome auftreten, wählt man das am meisten homöopathische Komplementärmittel, dessen Symptome angegeben sind.

Dosierung: Für P r o p h y l a x e gibt man im allgemeinen die C 30, auf 2 Tage verteilt. Während dem f i e b e r h a f t e n S t a d i u m ebenfalls die

---

*) Komplementärmittel nenne ich diejenigen, welche statt oder neben dem Hauptmittel für eine bestimmte Phase der Krankheit angezeigt sind, nämlich wenn die Krankheitssymptome keinerlei Anzeige für das Hauptmittel abgeben (abnormer Verlauf etc.).

C 30, einige Kügelchen in einem Glas Wasser aufgelöst, 3- bis 4mal täglich
1 Eßlöffel, 2—3 Tage lang, dann absetzen. Statt die C 30 kann man auch die
6. LM benützen.

Bei Rückfällen eine Dosis desselben Mittels in C 200, sofern die Symptome
sich nicht sehr geändert haben.

Bei N a c h k r a n k h e i t e n **hohe** Potenzen (200, M oder XM) einmal
gegeben, eventuell nach 2 Monaten wiederholt, eventuell auch 30. LM 3 Wochen
lang. (LM-Potenzen sollen aber im allgemeinen nicht nach Korsakoffschen Potenzen gegeben werden. Entweder man beginnt mit Korsakoff und fährt so
weiter, oder man beginnt mit LM-Potenzen. Bei den letzten kann man allerdings bei Mittelwiederholung auch mit Korsakoffschen Potenzen weiterfahren.)

Prophylakticum (Mittel)	Fieberhafte Periode (Mittel)	Leitsymptome
Mercurius cyanatus	**Mercurius cyanatus** (Hauptmittel)	Weißliche Membranen im Rachen, Gaumen und auf den Tonsillen.
Diphtherinum	*Kalium bichromicum*	Prostration, weicher Puls, fette Konstitution, helle Gesichts- und Haarfarbe; zähe festhaftende Sekrete. Geschwürbildung auf den Tonsillen.
	Ailanthus	Septischer Zustand mit livider Hautfarbe, schwacher Puls; allgemeiner Torpor; Prostration, Adynamie; öfters Blutungen und Ulcerationen der Schleimhäute. Zunge trocken und braun. Halsschmerz nach den Ohren ausstrahlend; beschleunigte unregelmäßige Atmung; fleckiges Exanthem der Haut von livider Farbe, auf Druck verschwindend.

Abklingen der Krankheit (Mittel)	Wahlanzeigende Umstände
Diphtherinum	Postdiphtherische Lähmungen, bei sich verzögernder Erholung nach Diphtherie und andern Nachkrankheiten.
Verwirrung, Stupor.	— —

Prophylakticum (Mittel)	Akute Periode (Mittel)	Leitsymptome
Belladonna	*Belladonna*	Im Anfangsstadium bei spastischem Husten, der besonders nachts auftritt; starker Erregungszustand des Kindes.
Pertussinum	**Drosera** (Hauptmittel)	Trockener, spastischer Husten, tiefsitzend, vor allem nach Mitternacht, aber auch tagsüber, doch dann mit größeren Abständen.
	Cuprum metallicum	Husten besser durch Trinken von kaltem Wasser, Hustenanfälle begleitet von **blauer** oder **livider** Verfärbung des Gesichtes, **Glottisspasmen.** Eiskalte Hände. Krämpfe in den Waden- und Fußmuskeln.
	Coccus cacti	Keuchhusten mit **dickem, glasigem, fadenziehendem** Schleim und Kitzelreiz im Larynx, Anfälle enden mit Erbrechen dieses charakteristischen Schleimes; schlimmer nach Schlaf und durch körperliche Bewegung.

Abklingen der Krankheit (Mittel)	Symptome
Sanguinaria	Wenn der Husten nach Abklingen der Krankheit weiter bestehen bleibt, rechtsseitiges, supraorbitales Kopfweh, begleitet von Blutandrang zum Kopfe und Übelkeit, **Abneigung gegen Butter,** Unverträglichkeit der Fette und Süßigkeiten, Rechtslateralität.
Pertussinum	Bei schleppender Erholung, Fortbestehen des Hustens oder anomalem Verlauf des Keuchhustens mit Zurückbleiben von Beschwerden der verschiedensten Art (Appetitlosigkeit, Abmagerung usw.).

—

—

Prophylakticum (Mittel)	Fieberhafte Periode (Mittel)	Symptome
Pulsatilla	**Pulsatilla** (Hauptmittel)	
	Apis	Bei ödematöser Haut, Ödemen der Unterlider und des Halszäpfchens. Durstlosigkeit; Beengung im warmen Zimmer und Verlangen nach frischer Luft.
	Sulfur	Wenn der Ausschlag nicht recht herauskommt.

Abklingen der Krankheit	Symptome
Antimonium tartaricum	Bei Komplikationen der Lunge (schwere Bronchitis, Pneumonie). Weiße Zunge mit roten Rändern; bläuliche Färbung des Gesichtes und der Lippen, ersteres oft mit kaltem Schweiß bedeckt. Rasselgeräusche auf der Lunge, die ohne Stethoskop zu hören sind; aber wenig Auswurf. Schmerzen in der Lumbosacralgegend, Schläfrigkeit.
Kalium bichromicum	Bei komplizierenden Nebenhöhlenaffektionen mit dickem, gelbem zähem Sekret.
Tuberculinum	Bei schleppender Erholung des Kindes und längeres Zurückbleiben von Krankheitssymptomen.
Morbilinum	Nach schwerem Verlauf der Masern und mangelnder Erholung, oder bei schlechtem Herauskommen des Exanthems mit nachher auftretenden Anfälligkeiten, wie chronisch rezidivierender Schnupfen, rezidivierende Bronchitis, Asthma usw.

Mittel gegen Parotitis epidemica (Mumps)

Prophylakticum (Mittel)	Fieberhafte Periode (Mittel)	Symptome
Belladonna	**Belladonna** (Hauptmittel)	
	Mercurius vivus (2. Hauptmittel)	Starke Salivation, übelriechender Atem, Schweiße, die nicht bessern.
	Baryta carbonica	Ebenfalls wichtiges Mittel. Mundtrockenheit, besonders beim Erwachen. Erkältlichkeit. Neigung zu Anginen bei der geringsten Erkältung. Übelriechende Fußschweiße.
	Rhus toxicodendron	Rotes Dreieck an der Zungenspitze, die geschwollene Parotis schmerzt besonders am **Abend**, und der Schmerz strahlt in die **Ohren** aus, **nächtliche Unruhe**, starker Durst.

Abklingen der Krankheit (Mittel)	Symptome
Baryta carbonica	Wenn die Parotisschwellung sich nicht zurückbilden will nach überstandener Krankheit.
Parotidinum	Ebenso, ferner bei Komplikationen wie Schwellung und Entzündung der Geschlechtsdrüsen als Folgen der Parotitis.

Mittel gegen Röteln (Rubeolae)

Prophylakticum (Mittel)	Fieberhafte Periode	Symptome
Aconit	**Aconit** (Hauptmittel)	

Mittel gegen Scharlach

Prophylakticum (Mittel)	Fieberhafte Periode	Symptome
Belladonna	**Belladonna** (Hauptmittel)	
	Ailanthus	Bei septischem Verlauf mit livider Hautfarbe und schwerer ulcerierender und hämorrhagischer Hautentzündung.
	Lachesis	Bei septischer linksseitiger Angina mit Adynamie und mehr lividem Exanthem.
	Apis	Bei **Begleitnephritis** mit Ödemen, insbesondere der unteren Augenlider.
	Cantharis	Bei begleitender hämorrhagischer Nephritis und Gasbeschwerden im Bauche.
	Helleborus	Bei Begleitnephritis; zerrt an Lippen und Kleidern, Benommenheit, übler Mundgeruch, Herunterfallen des Unterkiefers; trockene und aufgesprungene Lippen. Wenig Urin von dunkler Farbe, Schwierigkeit zu urinieren.

Mittel gegen Scharlach

Prophylakticum (Mittel)	Fieberhafte Periode	Symptome
	Rhus toxicodendron	Bei zurückbleibender Schwellung der Halsdrüsen nach Scharlachangina und Schmerzen, die gegen das Ohr hinaufziehen (besonders am Abend). Unruhe, besonders nachts.
	Syphilinum	Bei schleppender Erholung; bei Zeichen von Heredosyphilis sowie Besserung aller Beschwerden in der Höhe. Gezähnelte Zähne mit Neigung zu Zahnhalscaries, Salivation besonders im Schlaf. Schlecht im Rechnen, nächtliche Angst. Neigung zu Phlyktänen.
	Scarlatinum	Bei abnormal schwerem Verlauf des Scharlachs, insbesondere wenn der Ausschlag nicht recht herausgekommen ist; bei nach Scharlach auftretenden Beschwerden, wie Erkältlichkeit, sich ständig wiederholenden Anginen, Appetitlosigkeit, Abmagerung, ungenügende Erholung.

Mittel gegen Varicellen

Antimonium crudum	*Antimonium tartaricum* (Hauptmittel)	
	Antimonium crudum	
	Pulsatilla	
	Rhus toxicodendron	

Abklingen der Krankheit (Mittel)	Symptome
Sulfur	Zum Abschluß der Behandlung.

Die Poliomyelitis

Die Poliomyelitis verlangt eine gesonderte Besprechung, da sie besondere Eigenarten hat. Vor allem weicht sie in 2 Punkten von den übrigen epidemischen Krankheiten ab.

1. Sie ist nur dann zu erkennen, wenn Lähmungen auftreten, während alle übrigen Manifestationen dieser Krankheit in der Regel nicht charakteristisch sind, so kann ein ganz gewöhnliches Fieber oder eine Angina eine Poliomyelitis sein, aber wer könnte sie dann diagnostizieren, außer in Fällen, wo manchmal gewisse Zufälle zu Hilfe kommen.

2. Die Lähmung selbst ist zudem kein Krankheitssymptom, sondern eine F o l g e der Zerstörung der Vorderhörner und tritt erst als Endphase der Krankheit auf, oft erst nach dem Abklingen derselben.

3. Die Krankheit verläuft in der Regel außerordentlich rasch, meist ist in wenigen Stunden alles vorbei, außer eben den Folgeerscheinungen, der Lähmung, die fast sämtliche Muskeln des Menschen in Mitleidenschaft ziehen kann.

Die Schulmedizin wendet gegen die Poliomyelitis prophylaktisch Impfungen an, die auf Grund rein theoretischer Überlegungen konzipiert wurden. Es ist durchaus möglich, daß diese wirksam sind, aber ein endgültiges Urteil kann man bis jetzt noch nicht fällen, da die Beobachtungszeit noch zu kurz ist und die Krankheit sehr großen Schwankungen unterworfen ist. Jedenfalls sind am Anfange durch die Impfung Schäden gesetzt worden, indem viele Kinder angesteckt wurden mit oft tödlichem Ausgang oder schweren Lähmungen. Heute scheint dies seltener geworden zu sein. Immerhin konnte ich noch im Jahre 1960 feststellen, daß in einer Gemeinde kurze Zeit nach der Impfung der Schulkinder mit dem Salkschen Impfstoff 4 Kinder an Poliomyelitis erkrankten. 3 von diesen Kindern, die 2mal geimpft worden waren, kamen leidlich davon, während das 4. Kind, das Kind eines Arztes, das 3mal geimpft worden war, an der Poliomyelitis starb. Dieses Versagen ist unbestritten, wurde jedoch nur im betreffenden Kleinstädtchen bekannt, weil die Presse, die sonst doch alles breitschlägt, nichts darüber berichtete. Ob sie auf behördliche Anweisung schwieg, konnte ich nicht ermitteln.

Auch bei der jetzt üblichen oralen Verabreichung des Impfstoffes habe ich mitunter sehr erhebliche Reaktionen gesehen, die sich bei jeder erneuten Verabreichung des Impfstoffes wiederholt haben.

1. Prophylaxe

Die Verhältnisse bei der Poliomyelitis liegen allerdings anders als beim Keuchhusten, der Diphtherie usw. Die ersteren Krankheiten gehören zu den betreffenden Menschen wie seine Haare, Zähne und Glieder; die erste ist völlig ungefährlich, die zweite bei richtiger Behandlung ebenfalls und zudem außerordentlich selten geworden, so daß ich die Impfungen gegen dieselben als eine schädliche Polypragmasie betrachte und als eine unbefugte Einmischung des unwissenden Menschen in die weisen Naturgesetze. Bei Poliomyelitis jedoch können die Folgen so entsetzlich für den Kranken und seine Familienangehörigen sein, daß sich m. E. doch jeder seriöse Versuch rechtfertigt, die Krankheit einzudämmen, selbst wenn dieses Eindämmen mit gewissen Opfern erkauft werden muß. Da besitzen wir Homöopathen nun im *Lathyrus sativus* ein Mittel, das sich prophylaktisch aufs beste bewährt hat, indem es in großem Maßstab auch während Epidemien ausprobiert wurde und bisher kein Fall bekannt geworden ist, wo ein Kind, das *Lathyrus sativus*, eine Hochpotenz, erhalten hat, innerhalb 3 Jahren an einer Poliomyelitis erkrankt wäre. Das ist zwar noch kein sicherer Beweis für seine Wirksamkeit, aber doch ein sehr bedeutsamer Hinweis, der uns dazu berechtigt, Vertrauen in diese Prophylaxe zu haben, zumal sie völlig ungefährlich ist und Komplikationen, wie sie gelegentlich bei der schulgemäßen Impfung auftreten, völlig ausgeschlossen sind. Die Kur wird folgendermaßen ausgeführt: Es werden 4 bis 5 Kügelchen, die mit *Lathyrus sativus* C 30 imprägniert sind, in einem Glas Wasser aufgelöst. Das zu impfende Kind trinkt diese Flüssigkeit portionenweise im Laufe von 3 Tagen in der Weise, daß es morgens früh beim Erwachen, 1 Stunde vor dem Mittagessen und vor dem Zubettgehen jeweils einen Eßlöffel oder einen Schluck des Mittels zu sich nimmt, und zwar so, daß die Gesamtmenge innerhalb 3 Tagen aufgebraucht ist. Nach 3 Wochen gibt man nochmals *Lathyrus sativus*, aber in der C 200, wiederum einige Kügelchen in etwas Wasser aufgelöst, aber diesmal ist das Mittel in nur 2 Portionen zu sich zu nehmen mit einem Intervall von etwa $^1/_2$ Stunde, d. h. das Kind trinkt die eine Hälfte der Flüssigkeit um 16 Uhr und die zweite Hälfte um 16.30 Uhr, worauf die Kur abgeschlossen und beendet ist. Es ist Bedacht darauf zu nehmen, daß das Mittel möglichst auf den leeren Magen gegeben und daß mindestens 1 Stunde nach Verabreichung nichts gegessen wird. Selbstverständlich darf während der Zeitspanne, wo sich die Immunisationsvorgänge entwickeln, kein anderes Mittel irgendwelcher Art gegeben werden, d. h. also, daß von Beginn der ersten Impfung an bis etwa 3 Wochen nach der zweiten Impfung keinerlei andere Therapie verordnet wird.

2. Durchführung der Behandlung bei ausgebrochener Poliomyelitis

Das Hauptmittel ist hier wiederum *Lathyrus sativus* in der 6. LM oder in der 30. Korsakow-Potenz. Man rührt 3 bis 5 Kügelchen der letzteren in ein Glas Wasser ein und gibt das Mittel so, wie es in meinem „ABC für akute Krankheiten" unter A 1 beschrieben ist. Beginnt die Krankheit mit sehr hohem Fieber, so kann man mit *Aconit* beginnen, muß aber sofort darauf *Lathyrus sativus* folgen lassen. Eventuell kann man am ersten Tage die beiden Mittel im Wechsel geben, beide in der gleichen Potenz.

232

Bei abnormalem Verlaufe oder im späteren Verlaufe der Erkrankung kommen auch folgende Mittel in Betracht, wenn die Symptomatologie hierfür Anhaltspunkte liefert: *Aethusa Cynapium, Gelsemium, Nux vomica, Plumbum metallicum, Rhus toxicodendron* und *Secale cornutum.* Durch Vergleichung mit den betreffenden Mittelbildern oder durch Repertorisation läßt sich das homöopathisch am besten indizierte Mittel leicht herausfinden. Liegt eine Epidemie vor, so ist das für die betreffende Epidemie einmal eruierte Mittel auch meist dasjenige, das für alle anderen Patienten angezeigt ist. Doch kann es hier Ausnahmen geben.

Sind nach dem Abklingen der akuten Erscheinungen Lähmungen zurückgeblieben, so ist durch die homöopathischen Mittel meist noch eine weitgehende Erholung zu erzielen, vorausgesetzt, daß dieselben sofort angewandt werden. Die vorzüglichsten Mittel für die Behandlung der paralytischen Folgeerscheinungen sind: *Calcarea carbonica, Causticum, Chromium sulfuricum, Plumbum metallicum* und *Sulfur.* Bei der Auswahl der Mittel ist vorzüglich auf die konstitutionellen Merkmale des Patienten abzustellen, ferner auf die wahlanzeigenden Symptome der betreffenden Mittel, nicht aber auf die Lähmungen, da diese ja fast in allen Fällen gleich, nämlich schlaffe Lähmungen sind. Differentialdiagnostisch käme zur Mittelwahl höchstens noch in Betracht, ob die Lähmung mehr die oberen, die unteren Extremitäten oder den Rumpf betrifft, ob die rechte oder die linke Seite bevorzugt ist oder ob die Lähmungen kreuzweise angeordnet sind. Ferner haben die Merkmale der Blutzirkulation in den gelähmten Gliedern eine Bedeutung, sofern hier charakteristische Merkmale vorliegen. Sonst aber haben die Lähmungssymptome in der Mittelwahl nicht viel zu bedeuten, ebenso wenig wie die Atrophien usw., indem dies sekundäre Symptome sind.

Ich halte es für meine Pflicht, noch auf ein weiteres Mittel aufmerksam zu machen, das zwar nicht homöopathisch ist, aber von dem französischen Chirurgen DELBET in die Therapie eingeführt wurde, ein Mann, dessen hervorragende Intelligenz, Unvoreingenommenheit und Genialität ich seinerzeit als Famulus zu beobachten Gelegenheit hatte. Diese Methode besteht darin, 20 g *Magnesium muriaticum* in 1 Liter Wasser aufzulösen, wovon man Kindern über 5 Jahren und Erwachsenen bei Beginn der Erkrankung alle 2—3 Stunden 125 ccm verabreicht, Kindern unter 5 Jahren hingegen nur 100 ccm ebenfalls in gleichen Intervallen. Ich würde nicht zögern, dieses Mittel neben den homöopathischen Mitteln zu geben, zumal nicht vorauszusehen ist, daß ein solches Salz die Wirkung der homöopathischen Mittel herabsetzen würde, indem ja in allen unseren Trinkwässern derartige Salze in den verschiedensten Zusammensetzungen vorhanden sind und wir diese täglich trinken, ohne eine Beeinträchtigung unserer Mittel konstatieren zu können. Selbstverständlich wäre es nicht das gleiche, wenn dieses *Magnesium muriaticum* dynamisiert wäre, denn in diesem Falle würde es wahrscheinlich die meisten pflanzlichen Mittel beeinträchtigen, und es müßte von seiner gleichzeitigen Verabreichung neben anderen homöopathischen Mitteln abgeraten werden.

Das Bettnässen

Wie ich auf der Universität gelernt habe, soll das Bettnässen, von Ausnahmen abgesehen, eine rein psychische Ursache haben, und meist wird die Sache so aufgefaßt, daß es sich gleichsam um eine vom Unterbewußtsein aus dirigierte Protestaktion handle, die gegen irgendeine störende Autorität gerichtet sei oder auch bloßem Geltungsdrang entspringe. Es ist auch eine Tatsache, daß Leute, die mit einer starken Suggestivkraft ausgestattet sind, einen beträchtlichen Prozentsatz von Bettnässern heilen können, aber Suggestivheilungen sind bei allen funktionellen Krankheiten möglich und stellen noch keinen Beweis dar, daß eine Krankheit ausschließlich einen psychischen Grund hat. Es ist natürlich sehr geschickt, die Sache ins Unterbewußtsein zu verlegen, denn dort, wo niemand hinsehen kann, besteht ein weites Feld für kühne Hypothesen. Aber ob diese stimmen, ist eine andere Frage, denn wie das Unterbewußtsein beschaffen ist, was da vorgeht und wie es funktioniert, das hat bis jetzt noch kein Mensch ergründen können, und ich möchte nicht verhehlen, daß ich gegenüber solchen Theorien äußerst skeptisch geworden bin, zumal mir die Homöopathie andere Lichter aufgesteckt und andere Wege gewiesen hat.

Daß beim Bettnässen in vielen Fällen psychische Einflüsse mitwirken, ist nicht in Abrede zu stellen, aber das ist mehr oder weniger bei allen funktionellen und sogar auch bei vielen organischen Krankheiten der Fall, will also nicht viel heißen. Der Mensch ist ein kompliziertes Wesen: Gemütszustände, Instinkte und funktionelle Anomalien der Zellverbände, insbesondere des Nervensystems, sind bei fast allen Krankheiten beteiligt, wozu sich noch das komplizierte Mosaik der ererbten Veranlagungen und Tendenzen gesellt, von denen die einen rezessiv und die anderen dominant sind. Das alles entscheidet über unsere Krankheiten, welche R e s u l t a n t e n aller dieser Einflüsse sind. Eine solche Resultante ist auch das Bettnässen. Die Erfahrung zeigt, daß in der Mehrzahl der Fälle ein Tuberkulinismus die Grundlage des Bettnässens bildet, der ja auch wieder seine besondere Psyche hat. Die übrigen Fälle werden von der Psora gestellt. Sehr häufig sind auch Kombinationsformen, also Tuberkulinismus mit Psora vereint. Das ergibt sich aus der Symptomatologie und ex juvantibus.

Es gibt Fälle, die schon nach einem Mittel dauernd geheilt werden, bei anderen ist die Mittelwahl schwieriger und man kommt langsamer zum Ziel, aber was die Hauptsache ist: geheilt werden sozusagen alle, wenn man die Kur lege artis durchführt.

Was die Dosierung anbetrifft, so hat sich mir beim Bettnässen das Korsakowsche Verfahren am besten bewährt. Ich fange gewöhnlich mit der C 200 an, gebe dann, wenn nötig, nach ca. 6 bis 8 Wochen eine C 1000, und wenn sich hierauf wieder eine rückgängige Bewegung zeigt, nach weiteren 2 bis 3 Monaten eine XM. Wer die notwendigen Wartezeiten zwischen den Dosen nicht beobachtet,

die notwendig sind, um das Mittel auswirken zu lassen, also in der Zwischenzeit
das Mittel wiederholt oder andere Mittel dazu gibt, muß sich nicht wundern,
wenn er keine befriedigenden Resultate erzielt, denn es ist nun einmal eine Er-
fahrungstatsache, daß nur das Auswirkenlassen der Medikamente volle Erfolge
zeitigt, eine Tatsache, an die sich der Therapeut strikte halten muß. (In der folgenden Tabelle sind die Mittel, soweit dies möglich ist, nach Häufigkeit in absteigender Reihenfolge geordnet.)

Mittel gegen Bettnässen (nach Wichtigkeit)

Mittel	Klinisches	Leitsymptome
Tuberculinum Kochii	Leichte Erkältlichkeit.	Morgendliche Durchfälle, mit plötzlichem Drang und explosivem Stuhl. Stuhl dunkelbraun, übelriechend. Empfindung von Schwäche, Hungergefühl. Abneigung gegen Gebratenes, aber Vorliebe für **geräuchertes Fleisch und Milch**. Ständig erkältet, insbesondere **rezidivierende Schnupfen**, Blepharitiden, Conjunctivitiden, **Halsdrüsenschwellungen**.
Sulfur	Entleerung von großen Mengen hellwässerigen Harns. Häufige Miktion auch tagsüber, muß sich beim Verspüren des Urindrangs eilen, rasch aufs Klosett zu kommen, da er sonst den Urin kaum zurückhalten kann.	Bauch druckempfindlich. Gefühl von Unbehaglichkeit im Abdomen. Koliken nach Getränken, Appetit schwach oder **Heißhunger**. Neigung zu **Süßem**. Hunger um 11 Uhr mit Schwächegefühl. Hat ständig zu heiß, besonders zu **heiße Füße im Bett**, Neigung zu Ekzemen.
Sepia	Inkontinenz im **ersten** Schlaf, **rötliches**, am Nachttopf **haftendes** Sediment im Harn.	Übelkeit morgens, Appetitlosigkeit beim Frühstück, gelbliche Haut, vor allem Gesichtsfarbe. Neigung zu Akne auf Kinn und Stirne. Verlangen nach gut gewürzten Speisen und nach Essig.
Causticum	Inkontinenz **tags und nachts**; besonders beim Husten, Schneuzen und Lachen und nachts kurz nach dem Einschlafen. Verschlimmerung bei der geringsten Gemütserregung. Empfindet es oft gar nicht, wenn der Urin tags abgeht.	Abneigung gegen Süßes, Verlangen nach **Geräuchertem**, Stuhl weich und engkalibrig oder hart, mit Schleim bedeckt; schwierig auszutreiben. Stuhlentleerung leichter beim Stehen. Neigung zu **Husten, Heiserkeit** und **Aphonie**.

Psyche	Verschlimmerung	Besserung
Äußerste Unbeständigkeit in allem, wünscht den Ort, die Beschäftigung, die Gesellschaft ständig zu wechseln. Schlaflosigkeit. Reizbar, besonders beim Erwachen, aber auch deprimiert. **Angst vor Tieren**, besonders Hunden; heftig, besondere Neigung, heftige Ausdrücke zu gebrauchen, zu fluchen usw.	Bewegung, Musik, **feuchtes Wetter**, Wetterwechsel, Luftzug, morgens früh, vor einem Gewitter, nach Schlaf. Warmes Zimmer.	Frische, kühle Luft.
Unordentlich, egoistisch faul, vergeßlich.	Bettwärme, **warmes Zimmer.** 11 Uhr morgens, kaltes Baden, Ruhe, **Stehen.**	Trockenes warmes Wetter, Rechtsseitenlage, Liegen überhaupt, Anziehen der Beine.
Indifferent, Abneigung gegen Beschäftigung und Arbeit, ängstlich, besonders abends.	Abends, Feuchtigkeit, Kälte, **vor Gewittern.**	Kräftige körperliche Anstrengung. Bettwärme, warme Umschläge.
Ängstlichkeit besonders **nachts**; das Kind will nicht allein ins Bett gehen; weint wegen Kleinigkeiten; äußerst **mitleidig** und empfindlich auf seelische Belastungen.	Trockene Kälte, Wagenfahren.	**Feuchtes Wetter, feuchte Wärme,** Bettwärme.

Mittel gegen Bettnässen (nach Wichtigkeit)

Mittel	Klinisches	Leitsymptome
China	Urin enthält oft Flocken von weißem Schleim.	Enuresis nocturna bei Kindern mit Würmern. Unverdaute, gelbe, schaumige Stühle, schwächende Durchfälle mit starker Gasbildung, blaue Augenringe.
Rhus toxicodendron	Urin hochgestellt, dunkel, geringe Urinmenge mit weißlichem Sediment.	Enuresis schlimmer bei **feuchtkaltem Wetter**. Rotes Dreieck an der Zungenspitze.
Plantago	Reichlicher Urin, meist hell.	Schmerzen im Gesicht und in den Augen, begleitet von Tränenfluß und von Photophobie. Augen sehr druckempfindlich. Verträgt Geräusche nicht. Zahnschmerzen, besser während des Essens. Speichelfluß.
Natrium muriaticum	Inkontinenz tags und nachts. Am Tag Urinabgang beim Gehen, Husten, Lachen usw.; kann aber den Urin nicht oder nur sehr schwierig lassen, wenn **Fremdpersonen zugegen** sind.	Durst, Verlangen nach Salz; schwitzt während des Essens. **Abneigung gegen Brot und schleimige Speisen.** Neigung zu Kopfweh (Hämmern), Retronasalkatarrh mit Ausfluß von durchsichtigem Sekret, Stuhlverstopfung. Fröstelig.
Ferrum metallicum	Unwillkürlicher Urinabgang tagsüber bei Schulkindern.	Neigung zu Übelkeit und Erbrechen, sofort nach Nahrungsaufnahme. Verlangen nach sauren Sachen, völliger Appetitverlust oder Heißhunger. Völlegefühl im Magen nach dem Essen. Errötet bei geringster Erregung, aber bleiche Gesichtsfarbe, bleiche Schleimhäute.

Psyche	Verschlimmerung	Besserung
Apathisch; indifferent; wortkarg; unfolgsam. Gedankenzudrang, welcher am Schlafen hindert. Rücksichtslos; plötzliches Aufschreien im Schlaf.	**Geringster Druck, Luftzug, Verlust von Körpersäften,** Durchfälle, nach dem Essen.	Zusammenkauern, starker Druck, frische Luft, Wärme.
Extreme körperliche Unruhe, muß ständig die Lage wechseln, besonders im Bett. Angst nachts im Bett.	Feuchtkaltes Wetter, Rechtsseitenlage.	**Warmes, trockenes Wetter,** warme Bettflasche.
—	—	—
Das Kind lernt sehr spät sprechen. Traurigkeit, reizbar, regt sich schnell auf; Trost verschlimmert; sehr empfindlich auf Verdruß. Neigung zu Kummer im stillen.	10 Uhr, Musik, warmes Zimmer, Ofenhitze, geistige Anstrengung, **Trost, seelische Belastungen.**	Frische Luft, anliegende Kleider.
Reizbar, verträgt Geräusche nicht, Neurasthenie.	Eier, bei Überhitzung infolge körperlicher Anstrengung, bei Schweißausbruch.	Langsames Spazierengehen.

Mittel gegen Bettnässen (nach Wichtigkeit)

Mittel	Klinisches	Leitsymptome
Dulcamara	Der Urin hat oft weißes schleimiges Sediment. Verschlimmerung der Inkontinenz im **Herbst,** wenn die ersten kühlen Nächte eintreten.	—
Arsenicum album	Urin spärlich. Inkontinenz **tags und nachts.**	Neigung zu Durchfall. Im allgemeinen magerer Typus. Durst: trinkt häufig, aber nur kleine Mengen auf einmal. Übelkeit, welche sich verstärkt durch Speisengeruch. Reizende, übelriechende Ausflüsse.
Argentum nitricum	Urin eher spärlich und dunkel, Inkontinenz **tags und nachts.**	Kopfweh mit Empfindung, als ob der Kopf aufgetrieben wäre, besser durch festen Druck, Neigung zu Conjunctivitis; Neigung zu Katarrhen des Larynx und der Trachea mit dickem, stärkeartigem Sekret. Empfindung von Splittern im Rachen und in anderen Körpergegenden, Aerogastrie und Aerocolie.
Nitri acidum	Urin dunkel und übelriechend, riecht nach Pferdeharn.	Übelriechender Fußschweiß, Comedonen im Gesicht, Bläschen, Reizungen, Brennen und Beißen an allen Stellen, wo Schleimhaut und äußere Haut sich berühren.
Palladium	Enuresis nocturna.	

Psyche	Verschlimmerung	Besserung
—	—	—
Sorgfältig, peinlich genau in bezug auf Kleidung, Ordnung, und alle übrigen Verrichtungen. Voller Ängste. Unruhe.	Feuchtes kaltes Wetter, nach Mitternacht, um 1 Uhr, kalte Getränke oder Speisen, Rechtslateralität.	Wärme, warme Getränke.
Immer in Eile, schwaches Gedächtnis, emotiver Durchfall, ängstlich und furchtsam.	**Wärme in jeder Form, Süßigkeiten, Gefühlserregungen, Linkslateralität.**	Luftaufstoßen, Windabgang, frische Luft, Druck.
Reizbar, hartköpfig, widerspenstig, rachsüchtig, empfindlich auf Geräusche.	Extreme Kälte und extreme Wärme.	Fühlt sich besonders gut in fahrenden Wagen.
Bei Kindern mit starkem Geltungsbedürfnis, die stets gelobt sein wollen und unglücklich sind, wenn sie nicht gut abschneiden in der Schule oder in Gesellschaft.		

Mittel gegen Bettnässen (nach Wichtigkeit)

Mittel	Klinisches	Leitsymptome
Platina	Enuresis nocturna.	
Staphisagria	Enuresis nocturna.	Neigung zu Hordeolum und Chalazion, Lidekzem, **schwärzlicher** Belag an den **Zähnen** und **frühzeitige Caries**; schläfrig nach dem Essen, Ekzem an der Nackenhaargrenze und auch an anderen Stellen; der Juckreiz bessert sich beim Kratzen und tritt dann an einem anderen Orte auf.

Stolze Kinder mit überheblicher Meinung von sich selbst, Verstopfung bei Ortswechsel und auf Reisen.		
Heftig, sehr empfindlich auf das, was andere über ihn sagen; grübelt über das geringste Unrecht nach; besonders empfindlich auf **Ungerechtigkeiten.** Verlangt verschiedene Sachen, aber weist sie zurück, wenn man sie ihm gibt.	Verdruß, Beleidigungen, **Ungerechtigkeiten,** Entrüstung.	Wärme.

Anfälligkeiten
(Lymphatismus, Skrofulose, Erkältlichkeit)

Eigentliche chronische Krankheiten sind im Kindesalter selten, wenn man von den ausnahmsweise vorkommenden schweren progressiven Systemerkrankungen wie Leukämie, Diabetes, Myodegeneration und Carcinom absieht. Diese letzteren gehören aber in das Gebiet der internen Medizin und werden hier nicht abgehandelt, da die Behandlung dieselbe ist wie beim Erwachsenen.

Was hingegen im Kindesalter sehr häufig vorkommt, sind s t ä n d i g   r e z i - d i v i e r e n d e   K a t a r r h e , wie Schnupfen, Anginen, Tracheitiden, Bronchitiden, Blepharitiden, Conjunctivitiden und Mittelohrentzündungen. Das Kind bekommt alle Augenblicke einen Schnupfen, eine Angina oder eine Otitis media, meist nach geringfügiger Erkältung; oft genügt es, wenn es einige Sekunden einem leichten Luftzug ausgesetzt ist, ja manchmal treten diese Krankheiten auch ohne jeden ersichtlichen Grund auf.

Bei den Bindehautentzündungen des Auges und den Blepharitiden ist es etwas anders, diese sind meist ständig in höheren oder geringeren Graden vorhanden; es treten aber Schübe auf, während denen die Krankheit aufflackert und das Kind außerordentlich belästigen kann. Diese Schübe sind besonders häufig im Frühling, wenn die Sonne alle Lebensäußerungen anfacht, und auch im Herbst, wenn die ersten kühlen Nächte das warme Sommerwetter ablösen.

Kurz, diese Kinder sind nicht recht gesund, leiden an Appetitlosigkeit, Magerkeit oder Fettsucht, wozu noch häufig psychische Fehlreaktionen kommen, wie Mißmut, Widerspenstigkeit, Zornmütigkeit, Traurigkeit, Schlafsucht oder Schlaflosigkeit usw.

Früher wurden diese Krankheiten in eine Gruppe zusammengefaßt unter dem Namen Skrofulose, und man war der Ansicht, daß hier ein mit der Tuberkulose verwandter Mechanismus vorliege. In den zwanziger Jahren kam dann die Bezeichnung Lymphatismus auf, was naturgemäß nichts weiter sagen will, als daß meistens die Lymphdrüsen in Mitleidenschaft gezogen sind. Die erste Auffassung ist aber, wie wir später noch sehen werden, m. E. die richtigere, nur gilt dies nicht für alle obengenannten Zustände, wohl aber für einen beträchtlichen Prozentsatz.

Festhalten müssen wir, daß in allen diesen Fällen die A b w e h r k r a f t gegen Krankheitserreger aller Art v e r m i n d e r t ist, so daß dieselben in den Körper eindringen können, wo sie dann die entsprechenden Entzündungen und Katarrhe verursachen, meist begleitet von Lymphdrüsenschwellungen. Die Schule glaubt die Ursache zu kennen; sie sucht sie im betreffenden Krankheitserreger mit der Folge, daß gegen ihn ein erbitterter Kampf mit den Antibioticis geführt wird, der aber praktisch fast in allen Fällen vollkommen erfolglos ist. Man wütet blind gegen die vermeintliche Ursache, während die wirkliche n i c h t bekannt ist. Was die auslösenden Erreger anbetrifft, so weiß man auch nicht viel

244

von ihnen, nicht einmal ob sie ubiquitär sind oder ob von Zeit zu Zeit eine Ansteckung durch Bazillenträger erfolgt, noch ob sie nicht ständig in dem kränklichen Kinde leben, aber nur von Zeit zu Zeit, beim Wirksamwerden verschlimmernder Umweltsfaktoren, krankhafte Erscheinungen machen. Alles das ist möglich und kommt gewiß auch vor, denn es gibt Kinder, die jedesmal dann einen Schnupfen bekommen, wenn sie in Kontakt geraten mit einer schnupfenbehafteten Person, andere wieder bekommen ihn ohne das Vorhandensein irgendeiner äußeren Ansteckungsquelle, wenn sie Luftzug, intensiver Sonnenbestrahlung oder feucht-kaltem Wetter ausgesetzt werden, wieder andere erkranken periodisch ohne irgendeine erkenntliche Ursache, wie bereits gesagt wurde.

Das Wüten gegen die unbekannten Krankheitserreger mit den Antibioticis hat aber noch andere Nachteile. Macht nämlich ein sonst gesundes Kind zufällig eine solche interkurrente Krankheit durch, so kommt es zu einer gewissen Immunität; das Kind ist nachher für einige Monate gegen die betreffende Krankheit gefeit. Es hat sich aber die Unsitte eingebürgert, heute wegen jeder Kleinigkeit zum Arzt zu laufen, eine Erscheinung, für die einesteils die durch die i n t e n - s i v e M e d i z i n p r o p a g a n d a systematisch erzeugte und allgemeinverbreitete A n g s t p s y c h o s e sowie die Krankenversicherung verantwortlich zu machen sind. Kommt die Mutter nun mit dem Kinde zum Arzt, so muß er doch etwas machen, auch wenn der Verzicht auf jede medikamentöse Therapie und das Waltenlassen der Naturkräfte viel zweckmäßiger wäre. Der Arzt verordnet also automatisch Antibiotica. Er hat dies einmal so gelernt, und obwohl man heute in schulmedizinischen Kreisen eingesehen hat, daß die Verordnung von Antibioticis bei harmlosen interkurrenten Krankheiten s c h ä d l i c h ist und dies auch an allen Kongressen und vom Katheder herab predigt, so erweisen sich doch die äußeren Verhältnisse als stärker, und der praktische Arzt muß — gleichviel ob er überzeugt ist oder nicht — zu Sulfonamiden oder zum *Penicillin* greifen.

Wenn man aber einem lebenden Organismus eine Funktion erleichtert oder gar abnimmt, wie es mit den Antibioticis in diesem Falle geschieht, so v e r - k ü m m e r t dieselbe, denn jede Funktion bedarf der ständigen Übung, um sich in voller Wirksamkeit entfalten zu können. Die Folge ist also, daß keine hinreichende Immunisation entsteht und daß die Abwehrfunktionen um so schwächer ausfallen, je häufiger man diese „Therapie" anwendet, bis schließlich der kleine Patient sich so verhält wie die mit Skrofulose oder Lymphatismus behafteten Kinder, d. h. in periodischen Intervallen immer wieder von Schnupfen, Anginen, Otitiden, Bronchitiden, Tracheitiden usw. befallen werden, daß diese Intervalle um so kürzer werden, je mehr behandelt wird, bis sich schließlich ein chronischer Dauerzustand einstellt, der weder mit interner Behandlung noch durch Seebäder, noch durch Höhenkuren beseitigt werden kann. Hätte man diese interkurrenten Erkrankungen den Heilkräften der Natur überlassen, so wäre der Patient gesund geblieben, jetzt hat man hingegen einen Kranken vor sich, der mit den Mitteln der Schulmedizin unheilbar geworden ist. Das ist das Lied, das wir Homöopathen tagaus, tagein zu hören bekommen, sozusagen der „Lobgesang" auf die „ungeheuren Fortschritte" der modernen Medizin.

Der Grund für diesen Circulus vitiosus liegt darin, daß der supponierte Krankheitserreger, dessen mögliches Vorhandensein ich nicht bestreiten will, n i c h t die eigentliche Ursache dieser interkurrenten Erkrankungen und ihrer ständigen Rezidive ist, sondern die Ursache ist der M a n g e l a n W i d e r - s t a n d s k r a f t gegen die äußeren Feinde des Menschen, die nun einmal da und nicht aus der Welt zu schaffen sind. Wir sind umgeben von Feinden, und ob wir gesund oder krank sind, hängt von uns selbst ab, nicht von den scheinbaren äußeren Ursachen, welche nur auslösende Faktoren darstellen.

Es ist z. B. eine Tatsache, daß man die meisten Tiere laparotomieren oder andere Operationen an ihnen vornehmen kann, ohne die geringste Asepsis zu beobachten, d. h. ohne die Instrumente keimfrei zu machen. Ich hatte seinerzeit einmal eine Kapaunzucht. Ein Kapaun ist ein kastrierter Hahn, und wenn man die Kastration vornehmen will, muß man die Testikel, welche im Retroperitonealraum des Hahnes oberhalb der Niere liegen, entfernen. Dies geschieht so, daß man im drittuntersten Intercostalraum auf jeder Seite die Haut und Muskulatur durchtrennt, einen Rippensperrer einlegt, worauf die Testikel sichtbar werden, die man dann entfernt, indem man sie einfach mit einer Ringzange faßt und durch Stieldrehung abreißt, wobei infolge der Stieldrehung eine mehr oder weniger wirksame Blutstillung entsteht. Alsdann läßt man den Hahn wieder laufen, ohne irgend etwas zu nähen. Durch Verschiebung der Muskelschichten schließt sich die Wunde sozusagen von selbst. Bei dieser Operation wird also der Brustraum und der Retroperitonealraum geöffnet ohne Desinfektion der Haut noch der Instrumente. Der operierte Hahn mischt sich nach der Operation sofort wieder unter seine Genossen und frißt sofort, wie wenn nichts geschehen wäre. Infektionen kommen überhaupt nicht vor. Wenn er eingeht, was in einem geringen Prozentsatz der Fall ist, so geschieht dies infolge einer Blutung aus der Arteria spermatica, die beim Hahn außerordentlich groß ist, denn eine zuverlässige Hämostase ist natürlich bei diesem primitiven Verfahren nicht gewährleistet. Dieselbe Widerstandsfähigkeit besteht bei den meisten anderen Tieren. Man kann Kühe, Schafe und Schweine ohne jede Asepsis laparotomieren, aber Infektionen nach derartigen Eingriffen, nach denen ein Mensch sozusagen mit Sicherheit infolge der nachfolgenden Sepsis zugrunde gehen würde, sind praktisch unbekannt. Die meisten Tiere werden also mit all den Staphylo- und Streptokokken mühelos fertig, weil ihre Abwehrkraft beinahe vollkommen ist.

Mit zunehmender Zivilisation geht es dann mit dieser Abwehrkraft unentwegt abwärts, und heute sind wir auf dem Punkt angelangt, der zu den größten Bedenken Anlaß geben muß. Es ist unbestreitbar, daß heute ein gewaltiger Prozentsatz der Menschen ständig krank ist und unentwegt in ärztlicher Behandlung steht, daß alle Spitäler, sie mögen noch so enorm vergrößert oder neu gebaut werden, sich stets als zu klein erweisen, so daß die Zahl der Ärzte kaum mehr in der Lage ist, den Zustrom an Kranken zu bewältigen.

Es sind sicher noch andere Kulturfaktoren an diesem Z e r f a l l d e r m e n s c h l i c h e n W i d e r s t a n d s k r a f t beteiligt als nur die heutige Schulmedizin und die durch den Mißbrauch der Antibioticis und die Krankenversicherung geschaffenen Verhältnisse, aber P o l y p r a g m a s i e , M e d ik a m e n t e n m i ß b r a u c h , u n b e g r ü n d e t e s E i n g r e i f e n in die natürlichen Abwehrvorgänge bei Bagatellerkrankungen, die h e u t i g e M ed i z i n p r o p a g a n d a mit der Folge einer allerorts grassierenden A n g s tp s y c h o s e vor allen möglichen Krankheiten, die, wenn man sie bekommt, ja meist doch nicht zu heilen sind, die m a n g e l n d e Ü b u n g d e r A b w e h rk r ä f t e und nicht zuletzt die I m p f u n g e n a l l e r A r t , mit welchen die Eltern ihre Kinder zum Teil aus Zwang, zum Teil aus Angst beglücken, sind krankmachende Faktoren von Bedeutung und tragen einen großen Teil der Verantwortung für diese unerfreulichen, ja für den Weiterbestand der Menschheit äußerst bedenklichen Tatsache.

Aus Prinzip verzichten wir Homöopathen daher systematisch auf jede Bekämpfung der Krankheitserreger bei infektiösen Erkrankungen, gleich ob sie leicht oder schwer verlaufen, denn wir werden mit ihnen sozusagen immer fertig, indem wir uns an die Heilreaktionen des Organismus wenden, welche durch unsere Mittel, wenn richtig ausgewählt, koordiniert und auf maximale Stärke gebracht werden.

Die Behandlungsprinzipien
der homöopathischen Behandlung
bei chronischen Krankheiten

Das Behandlungsprinzip ist immer dasselbe, und ich habe dies in meinen früheren Werken bereits besprochen*). Hier möchte ich nur, kurz rekapitulierend, das Wesentliche nochmals herausheben, insbesondere dort, wo bei den Kindern Abweichungen vorkommen.

Zunächst wird man einmal feststellen, welche Diathese vorliegt. Liegen mehrere Diathesen gleichzeitig vor, so ist die Feststellung schwieriger, aber für den Geübten meist ohne weiteres möglich. Hat man grundsätzlich die Diathesen eruiert, so werden sie in folgender Reihenfolge beseitigt, sofern mehrere gleichzeitig vorliegen:

1. Tuberkulinismus

Seine Symptome sind:
Rezidivierender Schnupfen, Sinusitiden, Anginen, Drüsenschwellungen, große Erkältlichkeit, m o r g e n d l i c h e r D u r c h f a l l oder Verstopfung, A n g s t v o r T i e r e n, besonders Hunden, P s y c h o l a b i l i t ä t und Flatterhaftigkeit, nach der Pubertät ü b e r m ä ß i g e s s e x u e l l e s V e r l a n g e n b e i g l e i c h z e i t i g e r S c h w ä c h e d e r s e x u e l l e n F u n k t i o n e n u n d s t ä n d i g e m W e c h s e l d e s L i e b e s o b j e k t s. H a n g z u m R e i s e n und Ortswechsel, zum Berufswechsel, Verschlimmerung der Nervosität vor Gewittern, V e r s c h l i m m e r u n g a l l e r S y m p t o m e b e i W e t t e r w e c h s e l u n d f e u c h t e m W e t t e r. Verlangen nach geräuchertem Fleisch, s t ä n d i g e r W e c h s e l d e r S y m p t o m e.

Meist wird *Tuberculinum Kochii* gegeben. Bei gewissen konstitutionellen Merkmalen kommen aber auch andere Tuberkuline in Frage (siehe rheumatische Erkrankungen, Seite 100 ff.).

2. Chronische Zustände nach dem Durchmachen von anderen Infektionskrankheiten, welche die Vitalreaktionen geändert haben.

Hier kommen alle epidemischen Krankheiten in Betracht, welche das Kind durchgemacht hat, aber nur beim Vorliegen folgender Kriterien.

---

*) 1. VOEGELI, A.: Heilkunst in neuer Sicht. Ein Praxisbuch. 4. Aufl., Karl F. Haug Verlag, Heidelberg 1981. –
2. VOEGELI, A.: Die rheumatischen Erkrankungen. 3. Aufl., Karl F. Haug Verlag, Heidelberg 1981. –
3. VOEGELI, A.: Magen-, Leber- u. Galle-Erkrankungen. 2. Aufl., Karl F. Haug Verlag, Heidelberg 1981.

a) Wenn die Krankheit besonders schwer verlaufen ist und Komplikationen eingetreten sind, ferner wenn sich das Kind nach der Krankheit nicht richtig erholt hat.

b) Wenn bei exanthematischen Krankheiten das Exanthem n i c h t richtig zum Ausbruch gekommen ist.

c) Wenn dieses Exanthem unterdrückt worden ist durch kalte Bäder oder Medikamente.

d) Wenn das Kind vor der Infektionskrankheit völlig gesund war und nach deren Durchmachen bei gleichzeitigem Vorhandensein der unter a, b und c genannten Kriterien der Gesundheitszustand nachher wesentlich schlechter wurde oder Anfälligkeit für gewisse chronische Krankheiten aufgetreten ist (Asthma, Allergien, ständig rezidivierende interkurrente Erkrankungen).

Man ist also hier genötigt, sich vor allem auf die Anamnese zu stützen, und wird je nach der Infektionskrankheit, welche den schlechten Gesundheitszustand oder die Anfälligkeit verursacht hat, die b e t r e f f e n d e N o s o d e geben. Man verordnet sie meist z w e i m a l , zuerst in der C 200, nach 2 Monaten nochmals in der M, und zwar

K r a n k h e i t	N o s o d e
Masern	*Morbillinum*
Scharlach	*Scarlatinum*
Keuchhusten	*Pertussinum*
Diphtherie	*Diphtherinum*
Parotitis epidemica	*Parotidinum*
Pocken	*Variolinum*

In der Regel ist es so, daß bei M a s e r n gleichzeitig ein Tuberkulinismus, bei S c h a r l a c h gleichzeitig eine allerdings weit zurückliegende Heredosyphilis vorliegt, woraus wir weitere Anhaltspunkte gewinnen können über die Weiterbehandlung. Bei den übrigen epidemischen Krankheiten hingegen sind sichere Zusammenhänge zwischen ihnen und den großen Diathesen nicht bekannt.

3. Die Psora

Hier handelt es sich, wie mich eine lange Erfahrung gelehrt hat, um Assimilationsstörungen für Mineralsalze, aus welchen der Körper aufgebaut wird. Diese Störungen sind angeboren und meist schon i n t r a u t e r i n wirksam. Je nach der Art des Mineralsalzes, das ungenügend assimiliert wird, entstehen ganz typische Symptome, die für alle psorischen Medikamente in den vollständigen Materiae medicae und in meinem Buch über die rheumatischen Erkrankungen beschrieben sind (Seite 77 f.).

Falls mehrere Assimilationsstörungen gleichzeitig vorliegen, wird naturgemäß die Diagnose auch etwas schwieriger. Ist man anfangs im unklaren, so behandelt man zunächst diejenige Störung, welche sich noch am ehesten zu erkennen gibt. Man wird meistens nach Behebung der dadurch verursachten Symptome die Spur weiter verfolgen können. Grundsätzlich sollten allerdings, so weit als möglich, die Mittel in folgender Reihenfolge gegeben werden, wenn mehrere notwendig sind: *Sulfur, Calcarea carbonica, Lycopodium, Silicea, Sepia, Natrium muriaticum, Platina, Petroleum, Graphites, Conium, Causticum, Alumina, Hepar sulfuris, Nitri acidum, Ammonium carbonicum.*

Selbstverständlich wird es selten nötig sein, mehr als 2—3 dieser Mittel zu verabreichen. Man hält sich dann an die Reihenfolge nach dem obigen Schema.

Besonders wichtig ist hier wiederum, daß die Mittel eine hinreichend lange Wirkungsdauer haben, was man nie genügend betonen kann. Bei psorischen Störungen muß man jedes Mittel mindestens 3—6 Monate wirken lassen, oft auch noch länger. Man kann diese Wirkungsdauer dadurch erzielen, daß man zunächst ein C 200, nach 6 Wochen eine M und nach weiteren 2 Monaten eine XM gibt, worauf man etwa 4 Monate wartet, bevor man irgendwelche weitere Medikation verordnet. Nach dieser Zeit ist die Assimilationsstörung behoben und deren Symptome sind verschwunden.

Man soll sich aber nicht durch früheres Verschwinden der Symptome täuschen lassen. Häufig gestaltet sich nämlich der Verlauf so, daß die hervorstechendsten Symptome schon nach einigen Tagen in Wegfall kommen. Damit ist aber der Patient noch nicht von seiner Assimilationsstörung befreit. Würden wir nun unbesonnenerweise weitere Mittel geben, so würde dieselbe nach einigen Monaten wieder zum Vorschein kommen und wäre dann viel schwieriger zu beeinflussen als das erste Mal, weshalb die lange Wirkungsdauer der konstitutionellen Mittel eine Conditio sine qua non für die Heilung ist.

Man kann in diesen Fällen auch, und zwar meist mit Vorteil, die L M - P o - t e n z e n verordnen. Diese gibt man im allgemeinen wöchentlich 2- bis 3mal während 3 Wochen, worauf man eine 10- bis 14tägige Pause macht. Hierauf folgt die zweite Kur mit dem gleichen Mittel, aber in höherer Potenz, ebenfalls 3 Wochen lang, worauf wieder eine 10- bis 14tägige Pause folgt. Schließlich wiederholt man die Kur noch ein drittes, eventuell ein viertes Mal, stets höhere Potenzen des gleichen Mittels verordnend. In bezug auf die Höhe der Potenzen diene folgendes als durchschnittliches Schema:

1. Kur: 6 LM   3. Kur: 18 LM
2. Kur: 12 LM   4. Kur: 30 LM

(Die Einzelheiten dieses Verfahrens sind in meinem „Das ABC der Gesundheit"*), Seite 90, unter E 1 bis E 4 angegeben.)

Nach der letzten Kur wartet man wiederum mindestens 3 Monate, bis man mit der Therapie weiterfährt.

4. Katalysatorische Störungen

Auch solche können Anfälligkeiten hervorrufen, am häufigsten *Argentum metallicum, Argentum nitricum* und *Manganum aceticum.* Man wird sie nach

---

*) 4. Aufl., Karl F. Haug Verlag, Heidelberg 1981.

der Behebung der psorischen Störung verordnen, wenn dies noch nötig ist, stets auf Grund ihrer typischen Symptome (VOEGELI, A.: Rheumatische Erkrankungen, Seite 106 ff.).

5. Die Sykose*)

Es handelt sich hier um eine weitere konstitutionelle Störung, welche Anfälligkeiten und chronische Krankheiten verursachen kann. Sie entsteht durch eine gonorrhoische Heredität, was zwar nur auf Grund der Symptome, selten aber auf Grund der Anamnese festgestellt werden kann, indem der verantwortliche Vorfahr meist nicht zu eruieren ist oder die Ansteckung auch so weit zurückliegen kann, daß man über sie keine zuverlässigen Nachrichten mehr hat. Die Sykose kann aber auch künstlich hervorgerufen werden durch I m p f u n g e n ,   p a r e n t e r a l e   E i w e i ß i n j e k t i o n e n usw., d. h. durch fast alle Prozeduren, welche die heutige Medizin am menschlichen Körper unter Umgehung seiner natürlichen Schutzvorrichtungen vornimmt.

Die Sykose ist vor allem gekennzeichnet durch eine außerordentliche E m p - f i n d l i c h k e i t   a u f   F e u c h t i g k e i t . Der sykotische Patient bekommt seinen Schnupfen, sobald Regenwetter auftritt oder wenn er sich in feuchten Räumen, an Flüssen oder an Seen aufhält, ja selbst wenn er Wassertiere ißt. Die Hauptmittel der Sykose, in der Reihenfolge ihrer Verordnung angegeben, falls mehrere notwendig, sind:
a) *Thuja*
b) *Medorrhinum*
c) *Natrium sulfuricum*
d) *Nitri acidum*
e) *Silicea* (dieses Mittel ist sowohl psorisch als auch sykotisch)

6. Die auf Heredosyphilis basierenden Formen der Anfälligkeiten

Die Symptome, welche eine heredosyphilitische Konstitution wahrscheinlich machen, sind:
a) Hauterscheinungen von pemphigusähnlichem Charakter, ferner fleckige Verfärbung der Haut von kupferfarbenem Ton.
b) Haarausfall oder mangelndes Wachstum der Haare.
c) Tremor.
d) Anämie.
e) Ölige Schweiße.
f) Widerlicher Körpergeruch.
g) Lymphdrüsenschwellungen, besonders an der Leiste und am Hals.
h) Modalitäten: Verschlimmerung nachts, durch Bettwärme, am offenen Feuer, durch feuchte Atmosphäre, Regenwetter, während des Schwitzens, durch extreme Temperaturen.

---

*) Voegeli, A.: Die rheumatischen Erkrankungen, S. 112

i) Die Sekrete sind bei der Heredosyphilis meist ätzend und grünlich oder dann wässerig.

Die syphilitischen Mittel sind folgende, nach der Reihenfolge ihrer Verordnung angegeben:

a) *Mercurius vivus*
b) *Syphilinum*
c) *Aurum*
d) *Jodum*
e) *Kalium bichromicum*
f) *Kalium jodatum*

Damit wäre das Grundsätzliche der Behandlung der Anfälligkeiten und der chronischen Krankheiten besprochen. Um sicher zu gehen, wird man natürlich jeden Fall sorgfältig repertorisieren, dies insbesondere, bis man eine hinreichende Übung hat.

Im folgenden wird nun noch angegeben, welche Mittel bei den einzelnen rezidivierenden und chronischen Krankheiten am häufigsten in Betracht kommen. Der Therapeut wird sich dadurch manchen Umweg ersparen. Immerhin möchte ich betonen, daß es sich hier nur um R e g e l n f ü r d i e P r a x i s handelt zwecks Vereinfachung des Vorgehens. Grundsätzlich kann jede beliebige Anfälligkeit auch jedes beliebige Mittel erfordern, aber im allgemeinen wird man unter 9 von 10 Fällen mit den hier angeführten Mitteln auskommen.

I. A d e n o i d e V e g e t a t i o n e n

Man beginnt zuerst mit den pflanzlichen Mitteln:

Agraphis nutans: Allgemeiner Mangel an Widerstandsfähigkeit, besonders gegen Kälte und kalte Winde. Adenoide Vegetationen; nasale Stimme; vergrößerte Tonsillen; verstopfte Nase; Durchfall nach Erkältung mit schleimigen Stühlen; überhaupt starke schleimige Sekretion der Schleimhäute. Als psychisches Symptom: **Mutismus.**

Mezereum: Neigung zu impetiginösen Ekzemen; Empfindung, als ob kalte Luft über das Trommelfell streiche oder ins Ohr hineinblase. Neigung, mit den Fingern in den Ohren zu bohren; Schnupfen mit Ausschlag und Rötung um den Mund herum. Verlangen nach Speck. Übelkeit, besser durch Essen. Verstopfung durch Aufenthalt in der Stube. Schlimmer: kalte Luft, nachts, warmes Essen, Bewegung. Besser: frische Luft.

Sanguinaria nitrica: Nase verstopft, Ausfluß von dünnem wässerigem Schleim mit Brennen der Nasenschleimhaut. Krustenbildung, welche bluten, wenn man sie entfernt; Neigung zum Niesen; näselnde Stimme; Empfindung von trockener Kehle mit Brennen; Kitzelhusten mit tiefer heiserer Stimme.

Antipsorica (nach Maßgabe der Wichtigkeit in absteigender Reihenfolge):

Calcarea jodata: Leicht erkältet, adenoide Vegetationen, v e r g r ö ß e r t e Tonsillen und B r o n c h i a l d r ü s e n , chronischer Husten, schwitzt leicht, Haut neigt zu Schrunden.

Calcarea phosphorica: Großes, mageres Kind (aber nicht immer in den ersten Lebensjahren, häufig tritt das Hochschießen erst kurz vor oder mit der Pubertät ein). Verträgt die Muttermilch nicht, Verlangen nach Geräuchertem, Neigung zu Kopfweh nach geistiger Anstrengung (Schulaufgaben); Neigung zu Bauchschmerzen und Durchfällen, besonders nach Früchten; vergrößerte Tonsillen; verspätetes Erscheinen der Zähne; Neigung zu Zahncaries. P s y c h e : schwierig, vergeßlich, empfindlich auf Tadel und Beleidigungen; trägt dies lange nach; hat das Bedürfnis, den Ort zu wechseln. Schlimmer: feucht-kaltes Wetter, Schneefall. Besser: warmes Sommerwetter.

Calcarea fluorica: Die sicht- und tastbaren Drüsen sowie Hals- und Leistendrüsen sind meist nicht sehr groß, aber s t e i n h a r t. Neigung zu K n o c h e n - s c h m e r z e n und chronischen Eiterungen, z. B. aus dem Mittelohr. Trockener Schnupfen, oft übelriechend; Neigung zu Halsentzündungen mit Brennen und Erleichterung durch warme Getränke. Das Gesicht ist meist auffallend bleich, geradezu weiß. Psychisch: eher depressiv. S c h l i m m e r : Ruhe, Wetterwechsel. B e s s e r : Wärme, warme Umschläge.

Ferner kommen noch in Betracht:

Baryta carbonica, Calcarea carbonica und *Sulfur,* wenn die Symptome auf eines dieser Mittel hinweisen.

II. S c h n u p f e n

Dieser beruht meistens auf einem Tuberkulinismus oder auf einer Psora, oft sind beide miteinander vergesellschaftet. Wenn Symptome von Tuberkulinismus vorhanden sind, so verordnet man zuerst *Tuberculinum,* was das am häufigsten indizierte Tuberkulin ist. Bei Fällen, die besser zu einem andern Tuberkulin passen, gibt man das am meisten homöopathische[*]). Alsdann geht man zur Behandlung der Psora über. Die weitaus am häufigsten in Betracht kommenden Antipsorica sind: *Calcarea carbonica* und *Calcarea phosphorica,* gelegentlich auch *Sulfur* und *Kalium carbonicum.* Andere Antipsorica sind weit seltener.

Es gibt auch eine s y k o t i s c h e Schnupfendisposition. Diese ist charakterisiert durch grünliche Ausflüsse und Verschlimmerung bei Feuchtigkeit. Sind diese beiden Symptome vorhanden, so wird man nach anderen sykotischen Merkmalen forschen.

Die s y p h i l i t i s c h e Schnupfendisposition hat häufig auch einen grünlichen Nasenfluß, der an den Nasenlöchern und Oberlippe eine Reizung hervorruft. Als weiteres Symptom tritt noch der charakteristische Verlauf hinzu, nämlich daß die Erkältungskrankheit mit einer Angina beginnt und am zweiten oder dritten Tage in Schnupfen übergeht. Der Patient schwitzt meist leicht, was ihn nicht bessert. Oft besteht übler Geruch aus dem Munde. Sind obige Symptome vorhanden, so wird man nach weiteren syphilitischen Symptomen forschen. Die häufigsten konstitutionellen Mittel sind dann: *Mercurius, Luesinum, Kalium bichromicum,* bei übelriechendem Ausfluß auch *Aurum.*

---

[*]) Siehe: „Die rheumatischen Erkrankungen", Seite 99 u. 104.

III. Tonsillarhypertrophie und chron. rez. Anginen

Bei der psorischen Form kommen in erster Linie in Betracht: *Baryta carbonica, Baryta jodata* und *Baryta muriatica,* ferner *Calcarea jodata, Calcarea phosphorica* und *Kalium carbonicum.*

Die syphilitische Form spricht am häufigsten auf *Jodum, Kalium bichromicum, Mercurius jodatus ruber* und *Kalium jodatum* an.

Die sykotische Form ist selten. Sind sykotische Zeichen vorhanden, so kommen *Thuja* oder *Silicea* am häufigsten in Frage.

IV. Chronische Lymphadenitis

Die wichtigsten Mittel sind hier dieselben wie bei der Tonsillarhypertrophie. Es kommen aber noch hinzu *Calcarea carbonica, Lycopodium, Lapis albus, Sulfur* und *Calcarea fluorica.*

V. Chronisch rezidivierende Krankheiten des Auges

Diese sind fast immer tuberkulinischer und psorischer Natur. Bei allen Conjunctivitiden, Blepharitiden und Phlyktänen muß man in erster Linie auf Symptome des Tuberkulinismus fahnden. Als antipsorische Mittel kommen in erster Linie in Frage bei:
a) Conjunctivitis: *Antimonium tartaricum, Kalium bichromicum* und *Sulfur.*
b) Blepharitiden: *Antimonium crudum, Calcarea carbonica, Graphites* und *Sulfur.*
c) Phlyktänen: *Aethiops antimonialis, Argentum nitricum, Calcarea carbonica, Kalium bichromicum, Mercurius corrosivus, Silicea* und *Sulfur.*

VI. Chronisch rezidivierende Bronchitis

Wenn jeder Schnupfen hinabsteigt und mit einer Bronchitis endet: *Sticta.* Bei fetten, frösteligen Kindern: *Ammonium carbonicum;* bei weißer Zunge: *Antimonium tartaricum;* bei dickem, gelbem fadenziehendem, festhaftendem und reichlichem Schleim: *Kalium bichromicum.*

Ferner kommen noch in Betracht je nach Konstitution: *Baryta muriatica, Calcarea carbonica, Hepar sulfuris, Kalium carbonicum, Silicea* und *Sulfur.*

Damit wären die Anhaltspunkte, die ich für die Behandlung der chronisch rezidivierenden Erkältungskrankheiten geben kann, abgeschlossen. Infolge der Weitschichtigkeit des Themas mußte ich mich mit einigen grundlegenden Vorschriften und mit der Aufzählung der Mittel, die für die einzelnen Affektionen vor allem in Betracht kommen, begnügen. Wo typische Symptome ein besonderes Mittel anzeigen, wurde dies jeweils erwähnt. Auf die Besprechung der einzelnen Mittel konnte jedoch in diesem Kapitel nicht eingegangen werden, weil dies zu viel Raum erfordern würde und zu viele Wiederholungen notwendig gemacht hätte.

Dosierung: Es haben sich mir hier die LM-Potenzen am besten bewährt, die Kur wird nach den für sie geltenden Regeln durchgeführt.

Das nervöse Kind

1. Die Schlaflosigkeit

Die Schlaflosigkeit ist heute schon im Kindesalter eine verbreitete Erscheinung geworden, wozu sicher auch äußere Faktoren beitragen. Unsere moderne Zeit ist dadurch gekennzeichnet, daß ununterbrochen auf unseren Geist und unser Gemüt eingetrommelt wird mit Radio, Television, Sensationsnachrichten, Sportresultaten usw. Das führt erstens einmal zu einer ungeheuren geistigen Zerstreuung, so daß die Kinder Mühe haben, sich zu konzentrieren, zu lernen und ihre Schulaufgaben zu machen. Zweitens führen diese ständigen Einwirkungen, je nach der Veranlagung des Kindes, zu Erregungszuständen oder dann zu Abstumpfung. Letzteres schadet dem Schlafe zwar nicht, dafür um so mehr das erstere. Gegen diese Strömungen unserer Zeit, welche alles nach Quantität und Geschwindigkeit beurteilt, ist naturgemäß schwer anzukämpfen. Viele Eltern geben aber in ihrer Unvernunft dem Hobel noch Eisen, sei es aus Gedankenlosigkeit, sei es aus Nachahmungstrieb, oder weil sie das, was der Nachbar hat, auch haben wollen und wenn möglich noch etwas früher und schöner als er. Über diesem lächerlichem Tun scheint man ganz vergessen zu haben, daß die i n n e r e E n t w i c k l u n g d e s M e n s c h e n d u r c h K o n z e n t r a t i o n u n d A b h a l t e n v o n a l l z u v i e l e n ä u ß e r e n E i n d r ü c k e n g e f ö r d e r t, d u r c h Z e r s t r e u u n g a b e r g e h e m m t w i r d. Durch die ganze Menschheitsgeschichte hindurch kann man verfolgen, daß Menschen und Völker, welche das Prinzip der Konzentration erstrebt haben, Großes erreicht und getan haben, während diejenigen, die sich billiger Zerstreuung und entnervendem Luxus hingaben, sang- und klanglos verschwunden und vergessen worden sind.

Als Quelle der Schlaflosigkeit kommt heute auch noch ein neuer Unfug hinzu; der Gebrauch von zahlreichen erregenden Medikamenten schon im Kindesalter. Viele dieser Roborantien, Stimulantien und Aufpeitschmittel, welche oft Kindern schon im Schulalter verordnet werden, um sie am Morgen so richtig aufzuwecken, bewirken mit der Zeit Schlafstörungen. Es sind mir schon mehrere Fälle vorgekommen, daß der Arzt Kindern am Morgen einige Kapseln mit einem Phosphor-Präparat verordnete, um sie für die Schule in die nötige Aufnahmebereitschaft zu versetzen, während sie dann am Abend ein Schlafmittel bekamen, um den künstlich hervorgerufenen Erregungszustand wieder zu dämpfen.

So einfältig und schädlich dieses Treiben ist, so ist doch nicht zu leugnen, daß andererseits bei manchen Kindern der Grund für die Schlaflosigkeit in einer angeborenen Neigung des Nervensystems besteht, schon durch verhältnismäßig g e r i n g f ü g i g e äußere Einflüsse in einen Erregungszustand versetzt zu werden. Gemütserregungen, wie sie jeden Tag vorkommen, starke Anstrengung des Intellekts in der Schule oder bei Aufgaben sind ja Faktoren, die immer wieder auf das Kind einwirken, oft sogar täglich. Dem mit einem widerstandsfähigen Nervensystem ausgestatteten Kind macht das nicht viel aus, aber wenn eine gewisse konstitutionelle Nervenschwäche besteht, so kann dann Schlaflosigkeit als Folge dieser Einwirkungen auftreten.

Wir benützen in der Homöopathie niemals Hypnotica oder Narkotica. Es ist uns keineswegs darum zu tun, einen bestehenden Erregungszustand des Nervensystems künstlich zu dämpfen (was ja keine Therapie, sondern bloße Palliation ist), sondern wir suchen in die Tiefe auf die feineren energetischen Potentiale zu wirken, deren Gleichgewicht gestört ist.

Die Potenzen müssen bei allen nervösen Störungen immer hoch gewählt werden, sonst ist die Wirkung eine ungenügende. Man hat den Eindruck, daß erst eine sehr zahlreiche Wiederholung des Hahnemannschen Potenzierverfahrens die Energie, die diesen Potenzen innewohnt, derart verfeinert, daß sie auf die höheren nervösen Funktionen und auf die Psyche einwirkt. Man wird also nicht unter C 200 gehen, wenn man nach KORSAKOFF behandelt, und nicht unter die 30. LM, wenn man die LM-Potenzen verordnet. In bezug auf Abstände zwischen den einzelnen Dosen und auf die übrigen Kurvorschriften hält man sich an das früher Gesagte.

I. Kinder, die nicht einschlafen können

Ambra grisea: Aufgeregt, ruhelos, hat Angst vor Drittpersonen, welche ihn aufregen. Phantastische Einbildungen. Musik bringt ihn zum Weinen; langsame Auffassungsgabe. Alles U n g e w ö h n l i c h e bringt ihn in einen Erregungszustand.

Arnica: Unruhe und Schlaflosigkeit, besonders wenn es körperlich übermüdet ist. Heißer Kopf am Abend, Träume von Toten oder von Verstümmelten. Schreckliche Träume, Schreckhaftigkeit in der Nacht, Schlaflosigkeit nach Unfällen.

Coffea: Außerordentliche nervöse Erregbarkeit; abnormal starke Aktivität des Geistes und des Körpers; cholerisches Temperament. Dunkle Haar- und Hautfarbe. Verträgt Brot nicht. Überempfindlichkeit der Haut und gegen Schmerz. Reizbarkeit; äußere Eindrücke wirken zu stark; besonders erregbar durch f r e u d i g e Ereignisse, welche verschlimmern. Voll von Ideen und sofort bereit, sie auszuführen.

Lachesis: Große Schwatzhaftigkeit; denkt laut. Traurig am Morgen. Abneigung gegen seine Arbeit, wenn er sie aber einmal begonnen hat, kann er n i c h t   m e h r   d a m i t   a u f h ö r e n ; arbeitet am besten am Abend oder nachts. E i f e r s ü c h t i g , mißtrauisch, verschlimmert besonders durch f e u c h t w a r m e s   W e t t e r ,   K l e i d e r d r u c k und nach S c h l a f .

Magnesium carbonicum: Allgemeine Schwäche des Nervensystems. Empfindlichkeit auf leichteste Berührung; sie bringt ihn zum Auffahren. Typisch ist die Übersäuerung des Körpers: saures Aufstoßen, saure Stühle, der ganze Körper riecht sauer. Neigung zu Akne. Der Schlaf ist nicht erfrischend.

Phosphorus: Großgewachsener schlanker Typus, liebenswürdig, graziös in seinen Bewegungen, begeistert sich rasch für die verschiedensten Dinge, läßt sie aber auch rasch wieder fallen. Angst und Sinnestäuschungen, besonders in der D ä m m e r u n g. Überempfindlich auf äußere Eindrücke. Verlangen nach G e s e l l s c h a f t ; Angst beim Alleinsein. H i t z e w a l l u n g e n in alle möglichen Teile des Körpers, besonders in die Brust; unruhig; muß ständig Hände und Füße bewegen, aber L a n g s a m k e i t in der Auffassung.

Pulsatilla: Liebenswürdig, leicht zu Tränen gerührt, abwechselnd mit außerordentlicher Fröhlichkeit; ängstlich; s c h ü c h t e r n , l e i c h t e n t m u t i g t , ä u ß e r s t e m o t i v. Unverträglichkeit des warmen Zimmers, von Fett, Schweinefleisch und fettem Gebäck. Verlangt nach und bessert sich in frischer Luft. Ist am Abend völlig wach, wenn er einschlafen sollte.

Cypripedium: Charakteristisch ist hier, daß das Kind beim Einschlafen und nachts v ö l l i g w a c h ist, wie am Tage. Es will spielen, lacht und schwatzt und hat nicht das geringste Schlafbedürfnis.

Rhus toxicodendron: Allgemeine Unruhe, muß ständig die Lage wechseln, hat Angstzustände im Bett.

Sulfur: Patient kann wegen der Hitze am ganzen Körper, besonders aber an den Füßen und in den Ohren, nicht einschlafen. Lebhafte Träume, äußerst l e i c h t e r Schlaf, die geringsten Geräusche wecken ihn auf, spricht im Schlafe (siehe auch die übrigen Sulfur-Symptome auf Seite 182).

II. Schlaflosigkeit wegen Furcht und Ängsten

Arsenicum: Furcht mit Unruhe. Muß ständig die Lage wechseln, fröstelig, peinlich exakt.

Causticum: Tagsüber schläfrig, nachts Schlaflosigkeit. Das Kind will nicht allein ins Bett gehen und will nicht im Bett bleiben, besonders in der Dunkelheit, weil es Angst hat. Außerordentlich mitleidig. Kinder, die wegen der geringsten Ursache weinen und äußerst empfindlich sind auf Tadel und Gefühlserregungen.

Natrium muriaticum: Äußerst empfindlich auf Schreck, Ärger, Tadel. Regt sich leicht auf, frißt aber den Kummer in sich hinein; geht in sein Zimmer, um zu weinen, und wird wütend, wenn man ihn trösten will. Ungeschickt, läßt Dinge fallen. Lachen und Weinen gleichzeitig. Schläfrig am Morgen. Schreckliche Träume von Räubern usw. Stößt mit den Beinen während des Schlafens. Schlaflosigkeit nach Verdruß. Verträgt nicht: warmes Zimmer, Sonne, Ofenhitze. Verlangen nach Salz, großer Durst.

III. Schlaflosigkeit nach intellektueller oder Gemütserregung.

Ambra: siehe Seite 256.

Argentum nitricum: Ständig in Eile; schlechtes Gedächtnis; schlaflos infolge von Einbildungen. Schreckliche Träume z. B. von Schlangen. Schwaches Gedächtnis; impulsiv; Angst und Furcht wegen eingebildeten Dingen und Ereignissen. Unverträglich: Hitze in jeder Form. Verlangen nach Süßem; emotive Durchfälle.

Coffea: siehe Seite 256.

Hyoscyamus: Sehr ausgeprägte Schlaflosigkeit. Fährt im Schlaf auf und richtet sich auf. Mißtrauisch, schwatzhaft, eifersüchtig. Närrisches Betragen: übertriebene Fröhlichkeit, lacht über alles, was sich ereignet oder was man ihm sagt. Die Hände sind ständig in Unruhe.

Lachesis: siehe Seite 120.

Lycopodium: Schläfrig während des Tags. Träumt von Unfällen. Fährt öfters im Schlaf auf. Will nicht allein sein, aber auf der andern Seite verträgt er auch Gesellschaft nicht. Regt sich über Geringfügigkeiten auf. Mangel an Selbstvertrauen. Hastiger Esser. Hat Vorahnungen. Verspricht und verschreibt sich. Abneigung gegen Neues. Schlechte Laune am Morgen beim Erwachen. Verlangen nach S ü ß e m. R e c h t s l a t e r a l i t ä t. Die Schmerzen gehen von r e c h t s n a c h l i n k s. Hitze und warmes Zimmer verschlimmern, aber Verlangen nach heißen Speisen und Getränken, welche ihm gut tun. Die meisten Symptome verschlimmern sich zwischen 16 und 20 Uhr.

Nux vomica: Schläfrig nach dem Essen, besonders nach Mittag- und Abendessen. Kann um so schlechter schlafen, je müder er ist, infolge von geistigen Anstrengungen, äußerst beeindruckbar. Verträgt Geräusche, Gerüche und Licht nicht. Zornmütig, Kritiksucht. Ist am Morgen nach langem Schlaf nicht ausgeruht, hingegen wird er durch kurzen Schlaf gestärkt.

Pulsatilla: siehe Seite 162.

Sepia: Keine besonderen Schlafmodalitäten. Es kommt in Frage, wenn die allgemeinen Sepia-Symptome vorhanden sind, siehe Seite 236.

IV. Schlaflosigkeit infolge geistiger Überbeanspruchung

Arsenicum: siehe Seite 257.

Hyoscyamus: siehe Seite 258 oben.

Kalium phosphoricum: Bei Patienten, die infolge von Übermaß an geistiger Arbeit (Schulaufgaben usw.) nicht mehr einschlafen können. Der Patient hat aber an und für sich ein geschwächtes Nervensystem. Neigung zu Neurasthenie, zu körperlicher und geistiger Erschöpfung. Ängstlichkeit. Abneigung gegen Gesellschaft. Extreme Abgespanntheit; reizbar. Nächtliche Schreckzustände. Will nicht an die Arbeit, weil ihm die geringste Aufgabe übermäßig groß, ja unüberwindlich vorkommt. Urin sehr gelb. Schlimmer: durch Aufregung, durch geistige und körperliche Anstrengung.

Lachesis: siehe Seite 256 und 120.

Lycopodium: siehe Seite 184.

Phosphori acidum: Schläfrigkeit am Tage mit Schlaflosigkeit, wenn er zu Bett geht. Außerordentlich empfindlich auf Gemütserregungen, Verdruß, Tadel usw. Meist schlechtes Gedächtnis, apathisch und teilnahmslos. Verlangen nach saftigen Speisen und Getränken (Früchte, kalte Milch). Saures Aufstoßen.

Durchfall oder andere Verluste an Körpersäften schwächen ihn sehr. Wenn er einen Verdruß oder Kummer erleidet, so läßt er sich völlig gehen, will nichts mehr wissen, hat keine Lust mehr zum Arbeiten, noch zur Unterhaltung. B e s s e r : Wärme. S c h l i m m e r : Anstrengung, Verlust von Körpersäften.

V. Der Patient schläft gut ein, wacht dann aber mehrmals auf während der Nacht und kann jedesmal nur sehr schwer wieder einschlafen

Arsenicum: siehe Seite 154.

Ferrum metallicum: Reizbarkeit mit nervöser Schwäche; regt sich leicht auf, fliegende Hitze und Röte im Gesicht bei Erregung. Verträgt Eier nicht. Kurzatmigkeit bei körperlichen Anstrengungen.

Lachesis: siehe Seite 120.

Natrium muriaticum: siehe Seite 186.

Nux vomica: siehe Seite 108.

Sepia: siehe Seite 236.

Silicea: Schlaflosigkeit mit Blutandrang zum Kopf und Kopfhitze, fährt oft im Schlaf auf. Ängstlich, nervös, erregbar, äußerst empfindlich auf alle äußeren Eindrücke. Hartköpfig, aber schüchtern. Kein Selbstvertrauen, besonders in größerer Gesellschaft. S c h l i m m e r : Neumond, leichte Kleidung, Kälte. B e s s e r : Wärme, feuchtes Wetter.

Sulfur: siehe Seite 182.

VI. Frühes Erwachen

Zwischen 1 und 4 Uhr morgens: *Kalium carbonicum; Nitri acidum; Ptelea.*

Um 4 Uhr morgens: *Nux vomica; Sulfur.*

VII. Schlaflosigkeit infolge von:

a) Unruhe in den Beinen: *Zincum metallicum.*

b) Ärger: *Staphisagria.*

c) Durch Gedankenzudrang: *Arsenicum album, Calcarea carbonica,* **Coffea, China,** *Hepar sulfuris,* **Hyoscyamus, Nux vomica,** *Pulsatilla, Staphisagria, Sulfur.*

d) Infolge von allgemeiner Lebhaftigkeit: *Calcarea carbonica,* **Sulfur, Lachesis, Stramonium.**

Das aufgeregte Kind

a) Vor Erwartung

Argentum nitricum: siehe Seite 257.

Gelsemium: Freudige Erwartung oder ein bevorstehendes Ereignis, wie eine Theatervorstellung, eine Konsultation beim Zahnarzt usw., verursacht jedesmal Durchfall. Ist besonders empfindlich auf Gemütserregungen (Neuigkeiten, Furcht, Schreck), welche auch körperliche Beschwerden auslösen. Stößt Schreie aus und fällt ohnmächtig hin. Will allein gelassen werden. Neigung zu Kopfweh, was in periodischen Anfällen wiederkehrt und von einer Flut wässerigen Urins gefolgt ist, worauf das Kopfweh aufhört. Muskelschwäche in den Beinen. Neigung zu Tremor. Hitzewellen zum Gesicht, das dann gerötet ist. Muskelkontraktionen um den Mund herum. Durstlosigkeit. Schlimmer: bei feuchtem Wetter, vor einem Gewitter, durch Gemütserregungen.

Medorrhinum: Nervös; ruhelos; Angst in der Dunkelheit; glaubt, es laufe jemand hinter ihm her. Kann sich schwer konzentrieren; hat es stets eilig. Schwaches Gedächtnis; verliert den Faden bei der Unterhaltung; bricht beim Erzählen in Weinen aus. Starkes Verlangen nach frischer Luft. Hautjucken, besonders am Anus. Alle Beschwerden sind schlimmer tagsüber und in der Hitze, aber besser an der See sowie bei feuchtem Wetter.

b) Aus nervöser Erregbarkeit

Aconit: Von Furcht und Angst erfüllt, insbesonders bei der geringsten Unpäßlichkeit. Musik macht ihn traurig. Körperliche und geistige Unruhe. Empfindung von Taubheit an den verschiedensten Körperstellen. Empfindlich auf kalte, trockene Winde. Fühlt sich aber auch unbehaglich in warmen Räumen, ferner am Abend und nachts.

Argentum metallicum: Stets in Eile, fühlt sich stets in Zeitbedrängnis, Neigung zu Melancholie. Neigung zu Trachealkatarrh mit dickschleimigem Sekret wie gekochte Stärke. Heiserkeit, besser in frischer Luft.

Phosphor: siehe Seite 138.

Strychninum: Geistige und körperliche Übererregbarkeit; Hyperreflexie. Schwindel mit Ohrensausen, Empfindlichkeit der Haare und Juckreiz auf dem behaarten Kopf. Empfindung, wie wenn der Kopf zerspringen müßte. Steifigkeit und Kontrakturen der Muskeln. Tetanieähnliche Konvulsionen. Empfindung, wie wenn die Kehle zusammengeschnürt wäre. Es läuft ihm eiskalt den Rücken hinunter. Stößt mit den Füßen; fibrilläre Zuckungen und Zittern der Glieder. Schlimmer: durch Berührung, Geräusche, nach dem Essen. Besser: Ruhe, Rückenlage.

Tarantula hispanica: Außerordentlich mitleidig. Ständig fieberhaft beschäftigt oder in körperlicher Bewegung. Empfänglich für Musik, fängt sich dann an zu

wiegen und zu tanzen. Abneigung gegen Gesellschaft, will aber doch nicht ganz allein sein. Plötzlicher Launenwechsel. Zusammenschnürungsempfindungen an den verschiedensten Stellen. Außerordentliche körperliche und geistige Unruhe. Schwindel, Herzklopfen. Muskelzucken schlimmer bei Bewegung und durch Geräusche. Besser: Musik, leuchtende Farben, frische Luft, Frottieren der Haut.
Thea chinensis: Periodische geistige Exaltation, abwechselnd mit übler Laune. Geistige Unruhe, Verlangen nach Saurem. Plötzlicher Abgang von Winden in großer Menge. Darmkollern. Angst und Beklemmung auf dem Herzen. Rascher Puls. Schläfrig tags, schlaflos nachts, begleitet von Unruhe und trockener Haut. Schlimmer: nachts, in frischer Luft, nach dem Essen. Besser: warme Bäder.

c) Durch schreckliche Erzählungen oder Lektüre von schrecklichen Geschichten
Calcarea carbonica: siehe Seite 152.
Cicuta virosa: Besonders hervorstechend ist die A b n e i g u n g g e g e n A n - w e s e n h e i t v o n f r e m d e n P e r s o n e n. Neigung zu spastischen Affektionen wie Singultus, Trismus, Tetanie und Konvulsionen. Dilatierte Pupillen, Strabismus, Kontraktion der Cervicalmuskeln, Neigung zu Hautausschlägen. Schlimmer: durch Berührung, Luftzug, Erschütterung, Tabakrauch.
Lachesis: siehe Seite 120.
Teucrium marum: Erregbar, Neigung zu Nasenpolypen und chronischem Schnupfen. Heißhunger, Afterjucken. Hautjucken verursacht nächtlichen Husten.
Zincum metallicum: Unruhe in den Beinen nachts, verbunden mit Schlaflosigkeit. Außerordentlich empfindlich auf Geräusche. Abneigung gegen Arbeit. Will nicht sprechen oder wiederholt alles, was man zu ihm sagt. Bleiche Lippen, Heißhunger 11 Uhr morgens. Fußschweiße. S c h r e i t i n d e r N a c h t. Ekzeme. Schlimmer: durch Berührung, Süßigkeiten, nach dem Mittagessen, durch geringste Mengen alkoholischer Getränke. Besser: während des Essens, Ausflüsse, Schwitzen, Wiedererscheinen von Hautausschlägen.

d) Durch geistige Arbeit (siehe auch Seite 258)
Indium metallicum: Das typischste Symptom ist: Kopfweh, wenn er Verstopfung hat oder bei Ingangsetzung der Stuhlpresse. Schrunden und Fissuren an den Mundwinkeln, sehr übelriechender Urin, nachdem derselbe einige Zeit gestanden ist.
Kalium phosphoricum: siehe Seite 258.
Medorrhinum: siehe Seite 316.
Muriatis acidum: Reizbar, unruhig, deprimiert und einsilbig; frißt den Kummer in sich hinein.
Oleander: Schlechtes Gedächtnis; Zerstreutheit; melancholische Stimmung, begleitet von hartnäckiger Verstopfung, sonst aber Neigung zu Durchfall. Ekzeme des behaarten Kopfes mit Jucken, das durch Wärme verschlimmert wird. Heißhunger, ißt hastig, ohne eigentlich Appetit zu haben. Sehr empfindliche Haut.

Scheuern der Kleider verursacht Reizung und Ekzeme. Schlimmer: beim Auskleiden, Scheuern der Kleider.

e) In Gesellschaft

Lecithin: Allgemeine Schwäche, vergeßlich, konfus, fühlt sich schwach und müde in Gesellschaft.

Palladium: Starkes Geltungsbedürfnis; möchte überall glänzen und fühlt sich unglücklich in Gesellschaft, da es immer den Eindruck hat, nicht genügend gewürdigt zu sein.

Sepia: siehe Seite 236.

f) Beim Erwachen

Coccus cacti: Erregtheit oder Trübsinn beim Erwachen. Neigung zu Spasmen aller Art, besonders in der Gegend der Flexura lienalis mit Ausstrahlung der kolikartigen Schmerzen in den Rücken. Die Sekretionen sind glasig, durchsichtig und fadenziehend. Linkslateralität. Schlimmer: nach Schlaf, morgens früh, Berührung, Kleiderdruck, geringste Anstrengung.

Natrium muriaticum: siehe Seite 186.

Sepia: siehe Seite 236.

Thuja: siehe Seite 142.

Das kränklich aussehende Kind

Wie oft kommen doch Mütter zum Arzt mit der Klage, daß ihr Kind ständig so blaß sei, was ihm denn eigentlich fehle? Der Arzt untersucht dann in der Regel das Hämoglobin, findet 80 oder 90% und erklärt: Das ist eine Blutarmut, worauf er ihm ein Eisen- oder Leber-Präparat verschreibt. Die Blässe des Kindes weicht aber nicht, weil in Wirklichkeit gar keine Blutarmut besteht, sondern höchstens eine ganz geringfügige Verminderung des Hämoglobinwertes, der sofort zur Norm ansteigen würde, wenn das Kind nicht in der Stadt, sondern auf dem Land leben würde und sich in der frischen Luft genügend tummeln könnte.

Das bleiche Gesicht ist meist ein Ausdruck der P s o r a oder des T u b e r k u -
l i n i s m u s. Es handelt sich um eine toxische Erscheinung, mit der wahrscheinlich eine spastische Verengung der kleineren Hautgefäße Hand in Hand geht. Mit *Eisen* ist da nichts zu machen, wohl aber mit den richtig ausgewählten homöopathischen Mitteln, welche in der Regel in wenigen Wochen, oft sogar in wenigen Tagen eine gesunde Gesichtsfarbe herbeiführen.

Ein gutes Mittel zur allgemeinen Kräftigung der Kinder ist, womit auch meistens eine rosige Gesichtsfarbe einhergeht, dem Kinde zum Frühstück Hafermus zu geben (Porridge). Dieser wird aus möglichst groben, nicht raffinierten Haferflocken, also solchen, welche noch Spelzen enthalten, zubereitet. Man weicht am Abend etwa 4 bis 5 Eßlöffel voll (pro Person) in einem Suppenteller voll Wasser ein, läßt über Nacht stehen und kocht den Brei zum Frühstück unter Hinzufügung einer winzigen Prise Salz auf, so daß ein ganz dicker Brei entsteht. Auf dem Tisch gibt man dann noch etwas frische Milch, etwas Butter oder Nussa und 1 bis 2 Teelöffel voll nicht raffinierten Zucker hinzu. Dazu bekommt das Kind eine Tasse Milch zu trinken. Regelmäßig genossen, wirkt das Wunder. Überhaupt ist bei Kindern und schließlich auch bei Erwachsenen eine möglichst e i n f a c h e, g r o b e K o s t am zuträglichsten, dazu ein dem Alter entsprechendes Maß an A r b e i t, wozu der Mensch ja geschaffen ist, und eine hinreichende Freizeit, welche das Kind im Freien bei entspannenden Spielen verbringen sollte.

Das ist eine alte Weisheit, welche die Menschheit auf Grund jahrtausendealter Erfahrungen gewonnen hat, die leider in unserer „aufgeklärten" Zeit wieder mehr oder weniger vollkommen vergessen wurde.

a) Blasse Gesichtsfarbe

In Frage kommen hier vor allem folgende Mittel, wobei sie nach Häufigkeit und Wichtigkeit in absteigender Reihenfolge angeführt sind.

Calcarea carbonica
Calcarea phosphorica
Ferrum
Tuberculinum

Sulfur
Graphites
Magnesia carbonica
Lachesis
Natrium muriaticum
Nitri acidum
Zincum
Arsenicum album.
Die Mittel werden am besten in LM-Potenzen gegeben, nach den üblichen Prinzipien. Man fängt mit der 6. an, geht dann auf die 12. und eventuell noch auf die 18. LM über. Sind mehrere Mittel indiziert, so hält man die Reihenfolge auf obiger Liste ein.

b) Das gelblich erdige Gesicht

Dies ist fast immer der Ausdruck, daß die Leber in Mitleidenschaft gezogen ist, was sich schon im Kindesalter durch die Symptomatologie, insbesondere durch die gelbliche Gesichtsfärbung, zu erkennen gibt. Es ist völlig nutzlos, bei solch schlechter Gesichtsfarbe mit sogenannten Stärkungsmitteln fechten zu wollen, denn diese sind ja rein willkürlich zusammengesetzt und enthalten Substanzen, von denen der Mensch sich nur einbildet, daß sie die gewünschte Wirkung entfalten sollten. In Tat und Wahrheit sind sie sozusagen immer vollständig nutzlos, wenn nicht gar schädlich, denn es handelt sich nicht um einen Mangel an Angebot von *Calcium, Phosphor, Magnesium* und was diese Stärkungsmittel alles noch enthalten mögen, sondern stets um eine Störung der Assimilation für gewisse Substanzen, d. h. um eine t y p i s c h e   v i t a l e   I n s u f f i z i e n z, welche durch die Verabreichung ganz willkürlich ausgewählter Mineralsalze auf keinen Fall gebessert wird. Dieses Verfahren ist genau so unsinnig, wie wenn man einen Menschen, der kein Fett verträgt und daher mager ist, durch eine übermäßige Zufuhr von Fett kurieren wollte. Bei gelblichem, erdigem Gesicht kommen folgende Mittel in Frage:
Sepia
China
Arsenicum album
Sulfur
Mercurius solubilis
Nux vomica
Crotalus horridus.

c) Das greisenhafte Gesicht

Es gibt Kinder, die schon in ganz zartem Alter außerordentlich alt aussehen. Das ist auch ein Symptom einer Gesundheitsstörung, die behoben werden sollte. Die Hauptmittel hierfür sind: *Argentum nitricum, Calcarea carbonica, China, Arsenicum album, Natrium muriaticum, Lycopodium* und *Sulfur.*

Ist das greisenhafte Aussehen noch dadurch akzentuiert, daß insbesondere die Stirne Runzeln aufweist, so kommen in erster Linie *Lycopodium* in Frage, in zweiter Linie *Silicea* und *Sulfur*.

Charakterfehler

Es mag merkwürdig erscheinen, mit Medikamenten Charakterfehler beseitigen zu wollen, denn die Schulmedizin weist diese Anomalien der Psychiatrie zu. Letztere Behandlung ist mühsam, zeitraubend, kostspielig, und was den Erfolg der Behandlung anbetrifft, so steht der Nutzen oft in keinem Verhältnis zum Aufwand. Mittels der Homöopathie ist es hingegen möglich, in einem erheblichen Prozentsatz der Fälle Charakterfehler sehr wesentlich zu bessern, oft sogar gänzlich zu beseitigen; dabei ist der Aufwand außerordentlich gering; 3 oder 4 Konsultationen in großen Abständen und ganz wenige Medikamente genügen in der Regel zur Erzielung eines meist dauerhaften Resultates.

Natürlich sind solche Ergebnisse mit substantiellen Medikamenten n i e m a l s zu erzielen, da diese ja nur auf den materiellen Körper wirken und die geistige Sphäre nur vorübergehend erregen oder lähmen, eine Beeinflussung, die zudem höchstens einige Stunden dauert und mit dem Aufhören der Medikamentenwirkung wieder abklingt.

Unsere dynamisierten Medikamente hingegen wirken nicht auf den materiellen Körper, sondern auf dessen übergeordneten, feineren e n e r g e t i s c h e n Organisationen. Ihr Angriffspunkt scheint um so höher in die geistige Sphäre hineinzureichen, j e h ö h e r die Potenz ist. Dabei kommt es bei der Potenzierung viel weniger auf die Verdünnung an als auf die A n z a h l d e r M a n i p u l a t i o n e n. Die sogenannte Verdünnung ist lediglich ein Parallelvorgang, der ja höchstens bis zur 10. Centesimalpotenz diesen Namen verdient, weil von der C 10 a b a l l e S u b s t a n z v e r s c h w u n d e n ist und wir sie folglich später nicht mehr weiter verdünnen können. Trotzdem ist es aber notwendig, diesen sogenannten Verdünnungsvorgang stets weiterzutreiben, aber was wir wegschütten, ist dann nicht mehr eine Substanz, sondern eine niedrigere Potenz zugunsten einer höheren. Die Erfahrung zeigt, daß das Wegschütten von 99 Teilen der Lösung zum Zwecke der Anfertigung der nächst höheren Potenzstufe eine absolute Notwendigkeit ist, um wirksame Medikamente zu bekommen. Was bei dieser Prozedur gesamthaft geschieht, wissen wir allerdings nicht. Die Erfahrung zeigt aber, daß es „grosso modo" so sein muß, wie oben beschrieben wurde.

Unerfahrene sind oft gleich bei der Hand, die Wirkung der Homöopathie auf Suggestion zurückzuführen, und dies naturgemäß in vermehrtem Maße, wenn es sich um Behandlung von psychischen Störungen handelt. Daß von Suggestion aber k e i n e Rede sein kann, ist leicht zu beweisen, denn unter den Psychopathen befinden sich gelegentlich Fälle, die es strikte verweigern, den Arzt aufzusuchen oder irgendwelche Medikamente einzunehmen. In solchen Fällen geben wir das Medikament auf Grund der Angaben der Angehörigen, welche bei geschicktem Befragen oft sogar zuverlässiger sind als diejenigen des Patienten selbst, der sich ja in der Regel selbst nicht so gut kennt, als er von seiner Umgebung erkannt wird. Zweitens muß ihm dann das Medikament noch o h n e s e i n W i s s e n gegeben werden, indem man es in irgendein Getränk schüttet. Obwohl bei diesem Vorgehen Suggestion absolut ausgeschlossen ist, so sind die Erfolge ebenso gut als beim direkten Verfahren.

Wir können mit unseren Medikamenten auch Tiere mit psychischen Anomalien oder schlechtem Charakter mit Erfolg behandeln. In der Regel sehen wir diese Tiere niemals, sondern bei Gelegenheit einer Konsultation erzählt der Patient von seinem bissigen Hund oder von seinem Pferd, das ausschlage oder ein Durchbrenner sei. Die homöopathischen Tierärzte wissen über beachtliche Erfolge zu berichten, und auch mir ist schon bei solchen Zufallskonsultationen der eine oder der andere Wurf gelungen. Das Schlagwort von der lediglich suggestiven Wirkung der Homöopathie ist ein reines Hirngespinst.

Was die Dosierung anbetrifft, so muß man bei der psychischen Behandlung sehr hohe Potenzen geben, auf alle Fälle nicht unter der C 200; man fährt dann weiter mit M, XM und sogar CM, indem man zwischen den einzelnen Dosen mindestens 2 M o n a t e Wirkungsdauer verstreichen läßt. Mehr als 2- bis 3-malige Wiederholung ist aber selten notwendig; oft tritt schon ein beträchtlicher Erfolg nach einmaliger Verabreichung des Mittels ein, und er bleibt bestehen, wenn man die Wirkung des Mittels nicht vorzeitig unterbricht. Gründe zur Anwendung der LM-Potenzen bestehen nur dann, wenn der Gesundheitszustand des Patienten ein labiler ist und ständig wiederkehrende Gesundheitsstörungen vorauszusehen sind, die gelegentliches Eingreifen mit andern homöopathischen Mitteln notwendig machen. Man wird dann aber gut tun, gleich mit der 30. LM zu beginnen und dann auf die 45., 60., 75. oder sogar 90. LM hinaufzugehen.

Mittel gegen Widerspenstigkeit

Mittel	Klinisches	Leitsymptome
Alumina	Trockene Schleimhäute; Schwäche und Paresen der Muskulatur.	Trockene Kehle. Empfindung, als ob eine eiweißartige Substanz über das Gesicht ausgestrichen und eingetrocknet wäre. In der Nase Krusten aus dickem gelblichem Schleim. Schrunden an der Nasenspitze und an den Nasenlöchern. **Verträgt keine Kartoffeln.** Abnormale Essensgelüste, nach Kalk, Bleistiften, Erde, Kreide; Abneigung gegen Fleisch. Stuhlverstopfung mit harten knotigen Stühlen ohne Drang. Schläfrig nach dem Erwachen. Trockene Haut mit Neigung zu Hautjucken, verschlimmert durch Bettwärme.
Anacardium orientale	Schwache Verdauung. Neigung zu Dyspepsie, besser während des Essens.	Empfindung eines Stopfens in den verschiedensten Körpergegenden, besonders in den Därmen, im Rectum und in der Kehle. Blaue Augenringe. Bleiche Gesichtsfarbe. Verstopfung infolge Inaktivität des Darmes ohne Stuhldrang. Afterjucken. Neigung zu stark juckendem Ekzem, begleitet von Reizbarkeit.
Antimonium crudum	**Weiße Zunge,** Dyspepsie nach Genuß von **sauren** Speisen und Getränken sowie bei Durcheinanderessen.	Appetitmangel oder Heißhunger. Verlangen nach **Saurem,** Neigung zu Hautausschlägen, besonders **Impetigo.** Schrunden an den Mundwinkeln und am Nagelbett, Husten beim Eintreten ins warme Zimmer. Durchfall abwechselnd mit Verstopfung.

Psyche	Verschlimmerung	Besserung
Hastig, ständig in Eile, starker Launenwechsel.	**Kartoffelgenuß**, beim Erwachen, warmes Zimmer, Bettwärme.	Frische Luft, kalte Abwaschungen. Abends Feuchtigkeit.
Leicht beleidigt, mißtrauisch, Mangel an Vertrauen gegen sich und die andern. Drang, zu schimpfen, zu fluchen und Gott zu lästern, moralische Gefühle schwach entwickelt.	Warme Umschläge.	Während des Essens, Frottieren.
Unzufrieden; man darf ihn nicht anrühren; sentimental, besonders bei Mondschein; reizbar.	Durch Erhitzen infolge körperlicher Bewegung, saure Speisen, kalte Abwaschungen, Sonne.	Frische Luft, feuchte Wärme.

Mittel gegen Widerspenstigkeit

Mittel	Klinisches	Leitsymptome
Argentum nitricum	Aerocolie und Aerogastrie.	Kopfweh besser durch Druck, Neigung zu Conjunctivitiden. Zungenpapillen prominent und gerötet. Luftaufstoßen. Neigung zu Laryngo-tracheitis mit dickem Schleim. Empfindung von **Splittern** in der Kehle. **Durchfall bei Gemütserregungen** oder **Vorahnungen.** Fühlt sich **schwach auf den Beinen.**
Hepar sulfuris	Außerordentlich fröstelig.	Neigung zu Furunkeln, zu Abscessen und Eiterungen. Stühle sauer, oft entfärbt, weißlich, unverdaut, übelriechend.
Kalium carbonicum		**Stiche** in allen möglichen Körpergegenden, besonders auf der **rechten Brustseite.** Verlangen nach **Süßem,** frostig, **trockenes Haar,** trockene Kehle, Stiche in der Lebergegend, äußerst **voluminöse Stühle** mit **Verstopfung. Äußerst** kitzelig.
Mercurius vivus	Neigung zu Halsentzündungen und zu Durchfällen, Speichelfluß; übler Geruch aus dem Munde. Alle Sekretionen sind **reizend** und meist **übelriechend.**	Feuchte leicht schwitzende Haut, Hautjucken, schlimmer in Bettwärme. Pemphigusartige Ausschläge an den Extremitäten. Niesen, besonders wenn die Sonne scheint. Fröstelig beim Stuhlgang.
Nitri acidum	Reizungen und Entzündungen an den Stellen, wo die Haut mit den Schleimhäuten zusammenstößt, Analfissuren.	Empfindung von **Splittern** in den Augen, in der Kehle und im Rectum. Neigung zu Bläschen und Ulcerationen im Mund, an der Zunge und am Genitale, welche leicht bluten. Warzen, die leicht bluten, oft blumenkohlförmig. Übelriechender Fuß-, Hand- und Axillarschweiß.

Psyche	Verschlimmerung	Besserung
Vorahnungen, schwaches Gedächtnis, stets in Eile, hastig, ängstlich.	Wärme in jeder Form, Süßigkeiten, Gemütserregungen, Linkslateralität.	Frische Luft.
Äußerst reizbar; schikaniert seine Kameraden; ängstlich besonders abends und nachts; heftig, überstürztes Sprechen.	Kalte trockene Luft und Winde, geringster Luftzug, Berührung.	Feuchtes Wetter, Wärme.
Schwieriger Charakter; sehr reizbar, **Angstgefühl in der Magengegend. Will** nicht allein sein. Hartköpfig, **überempfindlich** auf den geringsten Schmerz.	Kaltes Wetter.	Wärme.
Langsam im Antworten; schwaches Gedächtnis; Mangel an Willenskraft; mißtrauisch.	Nachts, Feuchtigkeit, Schwitzen, warmes Zimmer und Bettwärme.	
Reizbar, rachsüchtig, hartköpfig, bösartig, sehr empfindlich auf Geräusch, auf Schmerz, auf Berührung und Erschütterungen.	Abends und nachts, extreme Temperaturen.	Bei Fahren im Wagen.

Mittel	Klinisches	Leitsymptome
Nux vomica	Neigung zu Dyspepsie und Verstopfung.	Verstopfung mit vergeblichem Drang und aufgetriebenem Bauch, Neigung zu Schnupfen. Die Nase ist nachts verstopft, am Morgen beginnt sie zu fließen. Er tritt auf bei kalter, trockener Witterung, ist aber schlimmer im warmen Zimmer.
Pulsatilla	Neigung zu blanden, cremeartigen Katarrhen der Augen, der Nase und der Scheide. Verträgt kein Schweinefleisch und auch kein Fett.	Abneigung gegen **warme** Speisen und Getränke, **bitterer** Mundgeschmack, fröstelig den Rücken hinunter; fröstelig, verträgt aber keine äußere Hitze.
Sulfur	Neigung zu Ekzemen.	Hat immer zu **heiß**, besonders im Bett, will leicht gekleidet sein, Verlangen nach **Süßem**, Heißhunger um 11 Uhr. Empfindung, als ob das Herz zu groß sei und in seiner Bewegung durch den Brustkorb gehindert sei; verträgt Milch nicht; saures Aufstoßen.
Tarantula hispanica	Spinalirritation. Agitation und Nervosität.	Ameisenkribbeln. Empfindung von Zusammenschnürung. Bedürfnis, ständig in Bewegung zu sein. Kopfschmerzen wie tausend Nadelstiche. Schwindel; Herzklopfen. Pruritus vulvae. Schwäche der Beine mit choreïformen Zuckungen.

Psyche	Verschlimmerung	Besserung
Reizbar, überempfindlich auf alles (äußere Eindrücke, Witterungseinflüsse, Umgebungseinflüsse, Schmerz, Geräusche, Gerüche, Licht), bösartig, **heftig, zornmütig**, Neigung, den andern Vorwürfe zu machen. Unverträglich, wenn er sich nicht wohl fühlt.	Morgens früh, geistige Arbeit, nach Essen, durch Kaffee und Gewürze, trockenes, kaltes Wetter.	Ruhe, Landleben, feuchtwarmes Wetter.
Bricht leicht in Weinen aus. Widerspenstig aus Schüchternheit und aus Launenwechsel, widerspenstig besonders gegen Personen des anderen Geschlechts, reagiert aber gut auf sanfte, liebreiche Behandlung.	Warmes Zimmer, fettes Essen, Schweinefleisch, fettes Gebäck.	Frische Luft, Bewegung.
Reizbar, egoistisch, unordentlich, faul, vergeßlich.	Warmes Zimmer, beim Stehen, Bettwärme, 11 Uhr morgens.	Warmes, trockenes Wetter.
Ständig beschäftigt; destruktive Impulse; plötzlicher Gemütswechsel. Abneigung gegen Gesellschaft, aber wünscht, jemanden in der Nähe zu haben. Unzufrieden, undankbar. Unmoralisch, aber sehr mitleidig.	Bewegung, Geräusche, wenn er andere leiden sieht.	Frische Luft, **Musik**, leuchtende Farben, Frottieren.

Mittel	Klinisches	Leitsymptome
Thuja	—	Äußerst empfindlich auf feuchtes **Wetter**, Kopfweh, wie wenn ein Nagel eingeschlagen würde. Chronische Katarrhe mit grünlich-eitrigem Ausfluß. Zungenspitze schmerzhaft. Abdomen aufgetrieben und Empfindung, als ob etwas Lebendes darin sei. Warzen, besonders gestielte. **Hautausschläge** nur an den **bedeckten** Körperstellen.

Psyche	Verschlimmerung	Besserung
Schweiße nur an den **unbedeckten Körperteilen.** Sehr empfindlich auf Gefühlserregungen, Emotivität erhöht, Musik bringt ihn zum Weinen.	Bettwärme, nachts, feucht-kaltes Wetter, fette Nahrung, nach Impfungen.	—

Mittel gegen Bösartigkeit

Mittel	Klinisches	Leitsymptome
Arsenicum album	Herabgesetzte Vitalität (Adynamie).	Vollkommene Erschöpfung, Adynamismus. Brennende, reizende Ausflüsse. Trockener Mund mit brennender Hitze und starkem Durst, wünscht aber, aufs Mahl nur kleine Mengen zu trinken, dies aber häufig. Übelkeit, verschlimmert durch Anblick oder Geruch von Speisen. Verlangen nach Kaffee und sauren Getränken.
Belladonna	Hitzewellen ins Gesicht, heiße glänzende Haut, dilatierte Pupillen, Neigung zu Entzündungen.	Kind schreit im Schlafe auf. Nasenbluten mit rotem Gesicht. Neigung zu Anginen mit Rechts-lateralität, Zusammen-schnürungsgefühl der Kehle. Kann Flüssigkeiten schlecht hinunterschlucken. Glottisspasmus.
Calcarea carbonica	Fettleibigkeit, vier-schrötig, untersetzt, vorgetriebene Magen-gegend, Gelenksexkur-sionen vermindert, kann den Ellenbogen nicht bis 180° strecken.	Verlangen nach Süßem, frostig, Neigung zu Schweißen, besonders nachts am behaarten Kopf. Hand- und Fußschweiß, welcher Exkoriationen an den Sohlen verursacht. Verträgt die Milch nicht. Saurer Geschmack im Munde. Neigung zu Schnupfen und Polypen. Abneigung gegen Fett. Neigung zu Bronchitis, Drüsenschwellungen.
Cocculus	Aufgetriebener Bauch, Gaskoliken.	Ungenügender Schlaf ist von äußerst nachteiliger Wirkung auf Gesundheit und Wohlbefinden. Übelkeit bei passiver Bewegung (Wagenfahren, auf der See); Taubheits-gefühl an den verschieden-sten Körperstellen, beson-ders in den Armen. Neigung zu Übelkeit mit Schwäche und Erbrechen.

Psyche	Verschlimmerung	Besserung
Große Angst, verbunden mit innerer Unruhe; muß kontinuierlich den Platz wechseln. Angst vor dem Tode. Angst, allein zu sein, verbunden mit kalten Schweißen. Reizbare Schwäche. Egozentrisch. Entmutigt, wünscht alles peinlich in Ordnung um sich her, Unordnung regt ihn auf.	Nach Mitternacht, Kälte, kalte Getränke und Speisen, feuchtes oder Regenwetter. Rechts-lateralität.	Wärme, Hochlage des Kopfes, warme Getränke.
Heftig, aufgeregt; will entfliehen; rasende Wut, Überempfindlichkeit aller Sinnesorgane, will aber nicht sprechen. Nächtliche Halluzinationen; sieht wilde Tiere, schreckliche Gesichter. Wechselnde Laune.	Erschütterung, Berührung, Geräusche, Luftzug, Nachmittags, Niederlegen.	—
Ängstlich; hat unangenehme Ahnungen; Angst vor Ansteckung; vergeßlich; langsam im Denken. Abneigung gegen geistige und körperliche Arbeit, aber wenn er einmal eine Idee gefaßt hat, hartnäckig wie ein Fels im Meer; läßt sich durch nichts davon abbringen.	**Körperliche und geistige Anstrengung, Kälte, feuchte Kälte, Vollmond.**	Trockenes Klima, **warmes, trockenes Wetter.**
Kapriziös, Träumer, langsam von Begriff. Traurigkeit; verträgt keinen Widerspruch.	Nach **ungenügendem Schlaf,** frische Luft, Wagenfahren, Reiten, auf der See, Erschütterung, Gemütserregungen.	—

Mittel	Klinisches	Leitsymptome
Cuprum metallicum	Spastische Kontraktionen der Gesichtsmuskulatur und der Kaumuskeln mit blauer Verfärbung des Gesichtes und der Lippen, Speichelfluß.	Neigung zu Krämpfen, besonders der Wadenmuskulatur. Konvulsionen, Gichtern, Chorea, Blutarmut. Stridulus laryngealis. Asthma, Übelkeit. Stammeln und Stottern beim Sprechen. Gurgelnde Geräusche beim Trinken. Verlangen nach kalten Getränken.
Curare	Verminderte Reflexe.	Vermindertes Tastgefühl, Paresen der Extremitäten und der Intercostalmuskeln. Trismus, Ohrenweh, Dyspnoe, schwache Arme. Schweregefühl in den Armen, Neigung zu Akne.
Hepar sulfuris	Neigung zu Abscessen und Ohreiterungen. Die kleinste Wunde infiziert sich und eitert. Die Haut neigt zu Schrunden, besonders an Händen und Füßen.	Äußerst frostig; zieht sich sehr warm an; empfindlich auf kalte, trockene Winde und auf den leisesten Luftzug. Empfindung von Splittern im Halse mit Ausstrahlung ins Ohr. **Abneigung gegen fette Nahrung.** Verlangen nach **Saurem** und **starken Gewürzen.** Schmerzen auf der Leber beim Husten, Tiefatmen oder bei Druck. Stühle entfärbt, weich und sauer, unverdaut. Neigung zu Husten, der nachts trocken, heiser und bellend ist, **morgens aber feucht** mit Auswurf.
Hyoscyamus	—	Schlaflosigkeit, fährt im Schlaf auf und richtet sich auf. Hände ständig in Unruhe.

Psyche	Verschlimmerung	Besserung
Fixe Ideen, übellaunig, boshaft, ängstlich, Epilepsie.	—	Bei Schweißausbruch, Trinken von kaltem Wasser, Wiederauftreten vertriebener Hautausschläge.
Unentschlossen, leicht entmutigt, boshaft.	Feuchtes Wetter, Kälte, kalte Winde, 2 Uhr morgens, Rechtslateralität.	—
Bösartig, schikaniert seine Kameraden, hinterhältig, reizbar aus der geringsten Ursache, wild, heftig, hastiges Sprechen, aber auch ängstlich, besonders abends und nachts.	Trockene kalte Winde, Luftzug, Liegen auf der rechten Seite.	Feuchtes Wetter, warme Bekleidung, Wärme überhaupt, warme Umschläge.
Mißtrauisch, schwatzhaft, eifersüchtig, närrisches Betragen. Lacht über alles, was passiert.	Nachts, nach dem Essen.	—

Mittel	Klinisches	Leitsymptome
Lac caninum	Neigung zu Halsweh und Schnupfen.	Hauptsymptom ist der **Seitenwechsel**. Die Krankheiten treten abwechslungsweise bald rechts, bald links auf, nie aber gleichzeitig auf beiden Seiten, so z. B. Schnupfen, Halsweh, Gelenkentzündungen usw. Bei Anginen Schluckschmerz mit Ausstrahlen ins Ohr. Glänzende weiße Beläge auf Tonsillen. Zunge belegt mit glänzend roten Rändern. Starker Speichelfluß. Krepitieren der Mandibulargelenke.
Lachesis	—	Kopfweh nach Sonnenbestrahlung. Äußerste Empfindlichkeit auf Berührung und Kleiderdruck, besonders am Hals.
Lycopodium	Chronischer Dyspeptiker mit Gasbeschwerden.	Neigung zu rechtsseitiger Angina, Unverträglichkeit von Cerealien, Kohl, Bohnen, Sauerkraut. Verlangen nach **Süßem**. Saurer Mundgeschmack. **Appetitlosigkeit**; der Appetit kommt aber beim Essen. Oder Hunger beim Essen, ist aber **sofort gesättigt**. Verlangen nach heißen Speisen und Getränken. Trockenheit in der Kehle **ohne Durst**. Darmkollern mit **starker Gasauftreibung des Abdomens**. Hartnäckige Verstopfung. Stuhl hart, schwer zu entleeren, engkalibrig. **Rötliches Sediment** im Urin. Nykturie.

Psyche	Verschlimmerung	Besserung
Verschreibt sich. Halluzinationen von Schlangen. Wutanfälle. Vergeßlichkeit.	Am Morgen des einen Tags und am Abend des andern Tags.	Kälte.
Großes Mitteilungsbedürfnis; Geschwätzigkeit. Unruhig und aufgeregt, aber melancholisch am Morgen. Fanatisch.	Nach Schlaf; im Frühling; feuchtwarmes Wetter. Linkslateralität.	Frische Luft. Schweiße. Abends. Warme Umschläge.
Schwieriger Charakter; hartnäckig; hochmütig, aber Mangel an Selbstvertrauen. Ängstliche Vorahnungen, schwaches Gedächtnis, Konfusion, macht Sprech- und Schreibfehler. Verstellt die Silben und Wörter. Abneigung gegen Neues. Übellaunig am Morgen beim Erwachen. Abneigung gegen Gesellschaft, will aber auch nicht allein sein, sondern jemand in der Nähe haben. Hastiger Esser.	Rechtslateralität. Schmerzen gehen von rechts nach links und von oben nach unten. Hitze; warmes Zimmer; Bettwärme; warme Umschläge außer Hals und Magen. Von 16 bis 20 Uhr.	Bewegung, warme Speisen und Getränke, mäßig warmes Klima, frische Luft.

Mittel	Klinisches	Leitsymptome
Natrium muriaticum	**Verstopfung** mit hartem, am Anus zerbröckelndem Stuhl. **Starker Durst.** Hungrig, aber verliert an Körpergewicht trotz vielen Essens. **Trockenheit der Zunge und der Lippen,** Landkartenzunge, äußerst fröstelig, schwache Verdauung, trockene Schleimhäute, **Schwäche und Müdigkeit.**	Hämmerndes Kopfweh, verträgt die Ofenhitze nicht, Verlangen nach Salz, Abneigung gegen Brot und schleimige Speisen sowie gegen Fett. Schwitzt im Gesicht während des Essens. Kann kein Wasser lassen in Gegenwart von Drittpersonen. **Fettiges Gesicht,** Ekzeme an der Haarnackengrenze und auf dem behaarten Kopf sowie in den Gelenkbeugen. Schnupfen und Sinusitis mit glasigem Sekret. Retronasalkatarrh mit reichlichem Sekretfluß.
Nitri acidum	Reizungen und Entzündungen an den Stellen, wo die Haut mit den Schleimhäuten zusammenstößt. Analfissuren.	Empfindung von Splittern in den Augen, in der Kehle und im Rectum. Neigung zu Bläschen und Ulcerationen im Mund, an der Zunge und am Genitale, welche leicht bluten. Warzen, die leicht bluten, oft blumenkohlförmig. Übelriechender Fuß-, Hand- und Axillarschweiß.
Nux vomica	Neigung zu Dyspepsie.	Verstopfung mit vergeblichem Drang, aufgetriebener Bauch, Neigung zu Schnupfen. Die Nase ist nachts verstopft, am Morgen beginnt sie zu fließen. Er tritt auf bei kalter, trockener Witterung, ist aber schlimmer im warmen Zimmer.
Stramonium	—	Mundtrockenheit. Linksseitige Hüftschmerzen. Lumbosacralschmerzen. Heißes Gesicht mit kalten Füßen.

Psyche	Verschlimmerung	Besserung
Überempfindlich auf äußere Einflüsse, **deprimiert, reizbar, hastig.** Widerspruchsgeist; will immer das Gegenteil von dem, was man ihm vorschlägt. Schreikrämpfe. Weinen abwechselnd mit Lachen. Starke Verschlimmerung durch Verdruß, Tadel, Grobheit. Trost verschlimmert.	10 Uhr morgens. Geräusche, Musik, warmes Zimmer, Ofenwärme. Aufenthalt am Meere, Trost, geistige Anstrengung.	Frische Luft, kalte Bäder, festansitzende Kleider.
Reizbar, rachsüchtig, hartköpfig, bösartig, sehr empfindlich auf Geräusch, auf Schmerz, auf Berührung und Erschütterung.	Abends und nachts, extreme Temperaturen.	Bei Fahren im Wagen.
Reizbar; überempfindlich auf alles (äußere Eindrücke, Witterungseinflüsse, Umgebungseinflüsse, Schmerz, Geräusche, Gerüche, Licht), bösartig, **heftig, zornmütig,** Neigung, den andern Vorwürfe zu machen. Unverträglichkeit, wenn er sich nicht wohlfühlt.	Morgens früh, geistige Arbeit, nach Essen, durch Gewürze, trockenes, kaltes Wetter.	Ruhe, Landleben, feuchtwarmes Wetter.
Schwatzhaftigkeit, Neigung, zu lachen, zu singen, zu rhythmischen Bewegungen. Äußerst lebhafter Geist. Launenwechsel, von freudiger Stimmung, zu Traurigkeit. Heftig. Religiöse Manie. Verlangen zu entfliehen.	Dunkelheit, Alleinsein; nach Schlaf; Gesellschaft; Wärme.	—

Mittel gegen Arbeitsscheu

Mittel	Klinisches	Leitsymptome
Aloe	Pfortaderstauung, Lymphatismus, ständige Müdigkeit.	Unsicherheit im Rectum, verliert den Stuhl, ohne es zu merken oder ohne ihn zurückhalten zu können. Defäkation gefolgt von Aufstoßen, **Abneigung gegen Fleisch**. Verlangen nach **saftigen** Speisen, bitterer oder saurer Mundgeschmack, **Kälte der Nasenspitze**, Lippen außerordentlich rot.
Baptisia	—	Bitterer Mundgeschmack. Aufgetriebenes Abdomen mit Darmkollern. Stühle stark stinkend, dunkel gefärbt. Muskelschmerzen sind sehr typisch, doch treten die meisten körperlichen Symptome nur in fieberhaften Anfällen auf.
Chelidonium	Leberstörungen.	Druck auf der Leber mit Ausstrahlung in den rechten oder gelegentlich auch in den linken unteren Schulterblattwinkel. Rechtsseitiges Kopfweh. Bitterer Mundgeschmack. Verlangen nach heißen Speisen und Getränken. Übelkeit mit Besserung während des Essens. Verstopfung (Schafskotstuhl, gelblich, pastenartig, oder auch entfärbt, grau). Abwechslungsweise Verstopfung und Durchfall. Eiskalte Hände und Füße.
China	Hepatopathien.	**Außerordentliche Gasbildung** im Abdomen, Aufstoßen von bitterem Magensaft, Luft oder

Psyche	Verschlimmerung	Besserung
Abneigung gegen geistige Arbeit. Unzufrieden und ärgerlich über sich selbst. Kopfweh nach Stuhlgang.	Morgens früh, Sommer, Hitze, heißes, trockenes Wetter.	Kälte, frische Luft.
Geistige Verwirrung, Indifferenz, Traurigkeit, Gefühl, daß der Körper gespalten sei oder daß er auseinanderfalle. Sucht dann im Bett seine Glieder zusammen (nur bei fieberhaften Anfällen). Das Mittel ist außer in Fieberattacken schwer zu indentifizieren.	Feuchte Wärme, Nebel, warmes Zimmer.	
Apathie, Abneigung, irgendeine Anstrengung zu machen, Schläfrigkeit tagsüber.	Rechtslateralität, Bewegung, Wetterwechsel, Morgens früh.	Während und kurz nach dem Essen.
Apathisch, indifferent, wortkarg, unfolgsam, verletzt die anderen durch unüberlegte Aussprüche.	Luftzug, Verlust von Körpersäften (Schweiß, Erbrechen, Durchfall, Regeln), Rückwärtsbeugen.	Zusammenkauern; frische Luft; Wärme.

Mittel	Klinisches	Leitsymptome
		Nahrung ohne Besserung. Verträgt **Früchte** schlecht. **Gaskoliken,** besser beim Zusammenkauern. Gelbliche Verfärbung der Handflächen und der Conjunctiven. Stuhl häufig **unverdaut,** gelblich. **Durchfall schwächt ungemein.** Blaue Ringe um die Augen. Photophobie. Zunge dick-weiß belegt mit Brennen an der Spitze. Bitterer Mundgeschmack. Extreme Hautsensibilität.
Lachesis	siehe Seite 120.	
Lecithin	—	Appetitlosigkeit mit Durst, aufgetriebener Magen, Schmerzen in den Extremitäten, Müdigkeit und Schwäche.
Nux vomica	siehe Seite 282.	
Phosphorus	Groß und schlank, graziös, rötliche Haarfarbe, Sommersprossen.	Fröstelig, hat aber Hitzewellen, besonders in der Brust, vor allem abends. **Ständig hungrig,** schon kurz nach dem Essen, starker Durst nach kalten Getränken. Verlangen nach stark gewürzten Speisen und nach Salz, wobei letzteres ihm nicht bekommt. Allgemeine Schwäche. Neigung zu Durchfall, welcher schwächt; überhaupt Schwäche nach Stuhlgang. Stühle lang, dünnkalibrig, sehr übelriechend, ebenso die Winde. Kleine Wunden bluten stark.

Psyche	Verschlimmerung	Besserung
Arbeitsscheu. Gedankenzudrang, besonders am Abend, welcher am Schlafen hindert.		
Geistige Erschöpfung, weshalb er sich nicht zur Arbeit entschließen kann.	—	—
Äußerst empfindlich; rasch begeistert, aber auch bald wieder abgeflaut. Neigung zu Schlafwandel und Hellhörigkeit. Geistige Unruhe und Unruhe in den Gliedern; muß sich ständig bewegen. Leicht beleidigt. Verlangen nach Gesellschaft. Angst vor dem Alleinsein. Überempfindlich auf äußere Eindrücke. Langsamkeit im Denken.	Geistige und körperliche Anstrengung, **Dämmerung,** warme Speisen und Getränke, Wetterwechsel; **während Gewitter.**	Kühle frische Luft; Abwaschungen mit kaltem Wasser; kurzer Schlaf.

Mittel	Klinisches	Leitsymptome
Sepia	**Gelbliche Gesichtsfarbe,** träge Leber, brauner Sattel auf der Nasenwurzel und den Wangen. Weiße Zunge. Eher zarte Konstitution. Neigung zu **girlandenförmigen Ekzemen in den Gelenkbeugen.**	Gefühl von leerem Magen und Schwäche in der Magengegend (Goneness), nicht gebessert durch Essen. Empfindung, als ob alle Organe des Leibes herabsinken würden. Keinen Appetit beim Frühstück, aber frühstücken bessert. Übelkeit am Morgen früh und durch Speisegeruch oder Anblick der Speisen. Verlangen nach Saurem und stark Gewürztem. Verträgt Milch nicht. Abneigung gegen Fette. Kopfweh an Tagen der Ruhe (Sonntag). Bei Schnupfen grünlicher Ausfluß. Rötliches, am Nachttopf haftendes Sediment im Urin. Enuresis nocturna während des ersten Schlafes. Sehr fröstelig, besonders kalte Füße beim Zubettgehen. Unruhe in den Beinen, muß sich ständig bewegen oder herumwerfen bei Tag und Nacht.
Staphisagria		Neigung zu Hordeolum und Chalazion. Zähne mit schwarzem Belag; vorzeitige Caries. Neigung zu Nasenkatarrhen. Ekzeme am behaarten Kopf, an der Haarnackengrenze und hinter den Ohren mit dicken Krusten, eher trocken, heftig juckend. Wenn er kratzt, bessert sich das Jucken, tritt aber an einer andern Stelle wieder auf. Nachtschweiße.
Sulfur	siehe Seite 272.	

Psyche	Verschlimmerung	Besserung
Indifferenz gegen Familien-angehörige. Abneigung gegen gewohnte Arbeit. Leicht beleidigt. Fürchtet das Alleinsein, weinerlich. Weint, wenn man sie über ihre Krankheit befragt. Ängstlich gegen Abend.	Morgens und abends; feuchtes Wetter, kalte Luft, vor Gewittern.	Durch energische körper-liche Bewegung; Bett-wärme; Wärme überhaupt; nach Schlaf.
Heftig; das Temperament geht ihm durch, und er muß sich Luft machen. Sehr empfindlich auf das, was andere über ihn sagen und denken. Interesse sehr aufs Sexuelle gerichtet, Sexualhypochonder. Das Kind verlangt alles mögliche, weist es aber zurück, wenn man es ihm gibt.	Ärger, vor allem Entrüstung, oder wenn er ungerecht behandelt wird. Verlust von Körpersäften.	Wärme, Ruhe.

Mittel gegen Faulheit

Wir geben im folgenden die Reihenfolge an, in der die Mittel gegeben werden müssen. Diejenigen Mittel, die durch keinerlei Symptome indiziert sind, werden einfach weggelassen bei der Behandlung.

1. *Nux vomica:* siehe Seite 108
2. *Lachesis:* siehe Seite 120
3. *Mercurius solubilis* wie *Mercurius:* siehe Seite 270
4. *Sulfur:* siehe Seite 182
5. *Sepia:* siehe Seite 236
6. *Pulsatilla:* siehe Seite 272
7. *Silicea:* siehe Seite 142
8. *Calcarea carbonica:* siehe Seite 276
9. *Graphites:* siehe Seite 196

Mittel gegen Lügenhaftigkeit und Kleptomanie

Die Mittel sind hier aufgezählt in der Reihenfolge, wie sie gegeben werden müssen. Diejenigen, für welche gar keine Symptome vorhanden sind, werden bei der Behandlung ausgelassen. Naturgemäß genügt es für die Verordnung eines Mittels noch nicht, wenn irgendeine Modalität oder ein unbedeutenderes Symptom eines Mittels vorhanden ist; es sollten schon 2 bis 3 charakteristische Symptome oder Modalitäten vorhanden sein. Auch sollten einige der übrigen Charaktereigenschaften des Mittels mit denjenigen des Patienten übereinstimmen. Wo die Art der Lügenhaftigkeit typisch ist, wurde dies jeweils angegeben.

Sulfur: Lügenhaftigkeit aus Ungenauigkeit und Egoismus oder aus Schlauheit, um ein Ziel zu erreichen.

Lycopodium: siehe Seite 280.

Silicea: Lügt, um ein egoistisches Ziel zu erreichen, oder aus Feigheit.

Calcarea carbonica: siehe Seite 276.

Causticum: siehe Seite 184.

Natrium muriaticum: Lügt, um jemanden schlecht zu machen, aus Erregung oder einfach aus Widerspruchsgeist.

Nux vomica: Lügt aus Phantasie, schneidet und trägt auf; schmückt Begebenheiten mit Phantasie aus.

Carbo vegetabilis: siehe Seite 132.

Mittel gegen Masturbation

(Reihenfolge, in der die Mittel gegeben werden müssen.)
China: siehe Seite 132.
Nux vomica: siehe Seite 282.
Origanum: Masturbation mit Bedürfnis sich zu entkleiden und sich zu exhibieren.
Sulfur: siehe Seite 272.
Causticum: siehe Seite 184.

Mittel gegen Nachlässigkeit

Baryta carbonica: siehe Seite 314.
Causticum: siehe Seite 184.
Ammonium carbonicum: siehe Seite 300.

Mittel gegen Reizbarkeit

(Nach Häufigkeit und in der Reihenfolge, nach der die Mittel gegeben werden müssen.)
Nux vomica: siehe Seite 282.
Mercurius vivus: siehe Seite 270.
Aconit: siehe Seite 20.
China: siehe Seite 132.
Pulsatilla: siehe Seite 272.
Sulfur: siehe Seite 272.
Phosphorus: siehe Seite 286.
Platina: siehe Seite 242.

Mittel gegen Eigensinn (alphabetisch geordnet)

Mittel	Klinisches	Leitsymptome
Alumina	Trockene Schleimhäute, Schwäche und Paresen der Muskulatur.	Trockene Kehle, Empfindung, als ob eine eiweißartige Substanz über das Gesicht ausgestrichen und eingetrocknet wäre. In der Nase Krusten aus dickem gelblichem Schleim. Schrunden an der Nasenspitze und an den Nasenlöchern. **Verträgt keine Kartoffeln.** Abnormale Essensgelüste (nach Kalk, Bleistiften, Erde, Kreide). Abneigung gegen Fleisch. **Stuhlverstopfung mit harten knotigen Stühlen, ohne Drang.** Schläfrig nach dem Erwachen. **Trockene Haut** mit Neigung zu Schrunden. Hautjucken, verschlimmert durch Bettwärme.
Anacardium	Schwache Verdauung, Neigung zu Dyspepsie, besser während des Essens.	Empfindung eines Stopfens an den verschiedensten Körpergegenden (in den Augen, Därmen, besonders im Rectum, in der Kehle). Blaue Augenringe. Bleiche Gesichtsfarbe. Verstopfung infolge Inaktivität der Därme, ohne Stuhldrang. Afterjucken. Neigung zu stark juckenden Ekzemen, begleitet von Reizbarkeit.
Argentum nitricum	Aerocolie und Aerogastrie.	Kopfweh, besser durch Druck; Neigung zu Conjunctivitiden; Zungenpapillen prominent und gerötet, Luftaufstoßen, Neigung zu **Laryngotracheitis mit dickem Schleim.** Empfindung von Splittern in der Kehle. **Durchfall bei Gemütserregungen oder Vorahnungen.** Fühlt sich **schwach auf den Beinen.**

Psyche	Verschlimmerung	Besserung
Hastig, ständig in Eile, starker Launenwechsel.	**Kartoffelgenuß, beim Erwachen, warmes Zimmer, Bettwärme.**	Frische Luft, kalte Abwaschungen, abends, Feuchtigkeit.
Leicht beleidigt, mißtrauisch, Mangel an Vertrauen gegen sich und die andern. **Drang, zu schimpfen, zu fluchen und Gott zu lästern,** moralische Gefühle **schwach** entwickelt.	Warme Umschläge.	Während des Essens, Frottieren.
Vorahnungen, schwaches Gedächtnis, **stets in Eile,** ängstlich, hastig.	Wärme in jeder Form, Süßigkeiten, Gemütserregungen. Linkslateralität.	Frische Luft.

Mittel gegen Eigensinn (alphabetisch geordnet)

Mittel	Klinisches	Leitsymptome
Belladonna	Hitzewellen ins Gesicht; heiße, glänzende Haut, dilatierte Pupillen; Neigung zu Entzündungen.	Kind schreit im Schlafe auf, Nasenbluten mit rotem Gesicht, Neigung zu Anginen mit Rechtslateralität. Zusammenschnürungsgefühl der Kehle. Kann Flüssigkeiten schlecht hinunterschlucken. Glottisspasmus.
Calcarea carbonica	Fettleibigkeit. Vierschrötig, untersetzt. Vorgetriebene Magengegend, Gelenksexkursionen vermindert, kann den Ellenbogen nicht bis 180° strecken.	Verlangen nach Zucker; frostig. Neigung zum Schwitzen, besonders **nachts am behaarten Kopf.** Hand- und Fußschweiß, welcher Exkoriationen an den Sohlen verursacht. **Verträgt die Milch nicht.** Saurer Geschmack im Munde. **Neigung zu Schnupfen, Polypen,** Bronchitis, Drüsenschwellungen. Abneigung gegen Fett.
Chamomilla	Neigung zu Zahnweh; schwieriges Zahnen; eine Wange heiß und rot, die andere bleich und kühl.	Überempfindlichkeit; alle Schmerzen sind ungebärdig. Nachtschweiße. Grünliche Durchfälle. Neigung zu interkurrenten Erkrankungen aller Art, welche meistens rasch und heftig verlaufen.
Ignatia	—	Außerordentlich **mannigfaltige und stets wechselnde** Symptome aller Art, wie Kopfweh, Dyspepsie, Empfindung eines Klumpens oder einer Kugel in der Kehle. Heller, wässeriger, reichlicher Urin.

294

Psyche	Verschlimmerung	Besserung
Heftig, aufgeregt; will entfliehen; rasende Wut. Überempfindlichkeit aller Sinnesorgane. Will nicht sprechen. Nächtliche Halluzinationen (sieht wilde Tiere, schreckliche Gesichter), wechselnde Laune.	Erschütterung, Berührung, Geräusche, Luftzug, nachmittags, Liegen.	—
Ängstlich, hat unangenehme Ahnungen. **Angst vor Ansteckung**; vergeßlich; **langsam im Denken.** Abneigung gegen geistige und körperliche Arbeit, aber wenn er einmal eine Idee gefaßt hat, hartnäckig wie ein Fels im Meer; läßt sich durch nichts davon abbringen.	Körperliche und geistige Anstrengung, Kälte, feuchte Kälte, Vollmond.	Trockenes Klima, warmes, trockenes Wetter.
Ungeduldig, verlangt alles mögliche, aber weist die Dinge zurück, wenn man sie ihm gibt. Unruhig; aufgeregt, bricht sofort in Weinen aus, aber alles bessert sich, wenn man das Kind im Wagen herumfährt, wiegt oder auf den Arm nimmt. Äußerst empfindlich auf Verdruß oder auf Beleidigungen. Geistig übererregt und überempfindlich.	Hitze, Gemütserregungen, frische Luft, Wind, nachts.	Durch passive Bewegung, warmes, feuchtes Wetter.
Äußerst wechselnde Laune; leicht beleidigt. Sehr empfindlich auf äußere Eindrücke, auf Tadel und auf Grobheit. Zieht sich dann aber zurück, geht in sein Zimmer und weint im Stillen; in diesem Zustande	Verdruß. Morgens früh, frische Luft, nach dem Essen, Kaffeegenuß, **Tabakrauch**, äußere Wärme.	Während des Essens, Wechsel der Lage, des Ortes oder der Diät.

Mittel	Klinisches	Leitsymptome
		Regeln stark und dunkel. Verlangen nach **sauren** Speisen oder Süßem. Darmkollern und Gasbeschwerden im Bauch. Nervöse Appendicitisschmerzen.
Lycopodium	Chronischer Dyspeptiker mit Gasbeschwerden.	Neigung zu rechtsseitiger Angina; **Unverträglichkeit von Cerealien, Kohl, Bohnen, Sauerkraut.** Verlangen nach Süßem. Saurer Mundgeschmack. Appetitlosigkeit; der Appetit kommt aber beim Essen. Oder Hunger beim Essen, ist aber sofort gesättigt. Verlangen nach heißen Speisen und Getränken. Trockenheit in der Kehle ohne Durst. Darmkollern mit starker Gasauftreibung des Abdomens. Hartnäckige Verstopfung. Stuhl hart, schwer zu entleeren, engkalibrig. Rötliches Sediment im Urin. Nykturie.
Nux vomica	Neigung zu Dyspepsie.	Verstopfung mit vergeblichem Drang, aufgetriebener Bauch, Neigung zu Schnupfen. Die Nase ist nachts verstopft; am Morgen beginnt sie zu fließen. Der Schnupfen tritt auf bei **kalter, trockener** Witterung, ist aber **schlimmer im warmen Zimmer.**
Sulfur	Neigung zu Ekzemen.	Hat immer zu heiß, besonders im Bett. Will leicht gekleidet sein. Verlangen nach Süßem, **Heißhunger um 11 Uhr.** Empfindung, als ob das **Herz zu groß sei** und in seiner Bewegung durch den Brustkorb gehindert sei. Verträgt Milch nicht. Saures Aufstoßen.

Psyche	Verschlimmerung	Besserung
ist nichts mit ihm anzufangen. Neigung zu Traurigkeit; wortkarg.		
Schwieriger Charakter; hartnäckig, hochmütig, aber Mangel an Selbstvertrauen. Ängstliche Vorahnungen, schwaches Gedächtnis, Konfusion; macht Sprech- und Schreibfehler. Verstellt die Silben und Wörter. Abneigung gegen Neues. **Übellaunig am Morgen beim Erwachen.** Abneigung gegen Gesellschaft, will aber auch nicht allein sein, sondern jemanden in der Nähe haben. Hastiger Esser.	Rechtslateralität. Schmerzen gehen von **rechts nach links und von oben nach unten.** Hitze, warmes Zimmer, Bettwärme, warme Umschläge außer Hals und Magen. **Von 16 bis 20 Uhr.**	Bewegung, warme Speisen und Getränke, mäßig warmes Klima, frische Luft.
Reizbar, überempfindlich auf alles (äußere Eindrücke, Witterungseinflüsse, Umgebungseinflüsse, Schmerz, Geräusche, Gerüche, Licht). Bösartig; heftig. Zornmütig. Neigung, den andern Vorwürfe zu machen. Unerträglich, wenn er sich nicht wohl fühlt.	Morgens früh; geistige Arbeit; nach Essen; durch Gewürze, trockenes, kaltes Wetter.	Ruhe, Landleben, **feuchtwarmes** Wetter.
Reizbar, egoistisch, unordentlich, faul, vergeßlich.	**Warmes Zimmer, beim Stehen, Bettwärme. 11 Uhr morgens.**	Warmes, trockenes Wetter.

Mittel gegen Eigensinn (alphabetisch geordnet)

Mittel	Klinisches	Leitsymptome
Tarantula hispanica	Spinalirritation. Agitation und Nervosität.	Ameisenkribbeln. Empfindung von Zusammenschnürung. Bedürfnis, ständig in Bewegung zu sein. Kopfschmerzen wie tausend Nadelstiche. Schwindel; Herzklopfen. Pruritus vulvae. Schwäche der Beine mit choreïformen Zuckungen.

Psyche	Verschlimmerung	Besserung
Ständig beschäftigt; destruktive Impulse; plötzlicher Gemütswechsel. Abneigung gegen Gesellschaft, aber wünscht, jemanden in der Nähe zu haben. Unzufrieden, undankbar. Unmoralisch, aber sehr mitleidig.	Bewegung, Geräusche, wenn er andere leiden sieht.	Frische Luft, **Musik**, leuchtende Farben, Frottieren.

Mittel gegen Feigheit

Mittel	Klinisches	Leitsymptome
Ammonium carbonicum	Meist eher fettes Kind mit Neigung zu Schnupfen und Bronchitis. Das Nasensekret ist meist wässerig, aber stark reizend. Nase nachts verstopft.	Trockenheit von Mund und Kehle; Neigung zu Heiserkeit und Husten, der Husten ist besonders schlimm um 3 Uhr morgens. Neigung zu Herzklopfen, überhaupt schwaches Herz. Druck auf der Brust. Ekzeme in den Gelenkbeugen, am Anus und Genitale.
Arsenicum album		Brennende, reizende Ausflüsse, trockener Mund mit brennender Hitze und starkem Durst, wünscht aber aufs Mal nur kleine Mengen zu trinken, dies häufig. Übelkeit, verschlimmert durch Anblick oder Geruch von Speisen. Verlangen nach Kaffee und sauren Getränken.
Baryta carbonica	Skrofulöses Kind mit Neigung zu Drüsenschwellungen. Unterentwickelt. Schwellung der Tonsillen. Neigung zu Anginen.	Blasses Gesicht, trockener Mund beim Erwachen, leicht erkältlich (trockener Schnupfen mit heftigem Niesen, Anginen). Magendruck nach dem Essen; verträgt warme Speisen nicht; Verstopfung mit hartem Stuhl. Neigung zu trockenem Husten.
Bryonia	Dunkler, kräftiger, sehniger, aber eher schlanker Typus mit ausgesprochener Rechtslateralität aller Beschwerden.	Neigung zu trockenen Katarrhen aller Schleimhäute. Starker Durst nach großen Quantitäten auf einmal; bevorzugt kalte Getränke. Neigung zu Leberaffektionen. Hartnäckige Verstopfung mit trockenem Stuhl von großem Kaliber oder großen Knollen. Urin meist dunkel. Neigung zu Gelenkentzündungen.

Psyche	Verschlimmerung	Besserung
Schlecht gelaunt; fühlt sich unbehaglich während Gewittern; gleichgültig in bezug auf körperliche Reinlichkeit. Abneigung gegen gewisse Personen, ohne daß er wüßte warum; vergeßlich; weinerlich. Neigung zu Traurigkeit; feig.	Kaltes, feuchtes Wetter, feuchte Umschläge, 3 bis 4 Uhr morgens, abends.	Trockenes Wetter.
Große Angst, verbunden mit innerer Unruhe, muß kontinuierlich den Platz wechseln, Angst vor dem Tode; Angst, allein zu sein, verbunden mit kalten Schweißen. Reizbare Schwäche. Egozentrisch, entmutigt, wünscht alles peinlich in Ordnung um sich her, Unordnung regt ihn auf.	Nach Mitternacht. Kälte; kalte Getränke und Speisen; feuchtes oder Regenwetter. Rechtslateralität.	Wärme, Hochlage des Kopfes, warme Getränke.
Schlechtes Gedächtnis; unentschlossen; kein Vertrauen zu sich selber, deshalb feige; schüchtern. Abneigung gegen fremde Personen, macht sich Kummer wegen Kleinigkeiten.	—	—
Außerordentlich **reizbar**, unangenehmer **widriger Charakter**; feig; alles bringt ihn aus dem Konzept. Das Kind hat eine deutliche Abneigung, im Wagen gefahren, gewiegt oder auf den Arm genommen zu werden.	Alles ist schlimmer bei **aktiver** und **passiver** Bewegung, durch Hitze und durch Anstrengungen.	Ruhe; kalte Speisen und Getränke. Liegen auf der schmerzhaften Seite.

Mittel	Klinisches	Leitsymptome
Gelsemium	Muskelschwäche besonders der Beine; hat die Empfindung, wie wenn sie aus Watte wären und ihn nicht tragen würden. Neigung zu **nervösem Zittern**, schlimmer bei Gemütserregung. Bei Fieberzuständen kongestiver Blutandrang zum Kopfe mit rotem Gesicht.	Durstlosigkeit, emotive Durchfälle. Ptose der Augenlider und Schläfrigkeit.
Lycopodium	Chronischer Dyspeptiker mit Gasbeschwerden.	Neigung zu rechtsseitiger Angina, Unverträglichkeit von Cerealien, Kohl, Bohnen, Sauerkraut usw. Verlangen nach **Süßem**. Saurer Mundgeschmack. **Appetitlosigkeit**, der Appetit kommt aber beim Essen. Oder **Hunger beim Essen, ist aber sofort gesättigt**. Verlangen nach heißen Speisen und Getränken. Trockenheit in der Kehle ohne Durst. Darmkollern mit starker Gasauftreibung des Abdomens. Hartnäckige **Verstopfung**. Stuhl hart, schwer zu entleeren, engkalibrig. Rötliches Sediment im Urin. Nykturie.
Pulsatilla	Neigung zu blanden, cremeartigen Katarrhen der Augen, der Nase und der Scheide. Verträgt kein Schweinefleisch und auch kein Fett.	Abneigung gegen warme Speisen und Getränke; bitterer Mundgeschmack; fröstelig den Rücken hinunter. Fröstelig, verträgt aber keine äußere Hitze.

Psyche	Verschlimmerung	Besserung
Außerordentlich **erregbar** **durch Gemütserregungen;** alle Symptome werden verschlimmert durch Furcht, Schreck oder schlechte Nachrichten. Sonst aber eher **apathisch,** **lustlos,** will in Ruhe gelassen werden. Verlangen nach Alleinsein.	Gemütserregungen; feuchtes Wetter; Nebel; vor einem Gewitter; 10 Uhr morgens.	Beim Einsetzen eines reichlichen Harnflusses; frische Luft; Bewegung.
Schwieriger Charakter, hartnäckig; hochmütig, aber Mangel an Selbstvertrauen. Ängstliche Vorahnungen; schwaches Gedächtnis. Konfusion; macht Sprach- und Schreibfehler. Verstellt die Silben und Wörter. Abneigung gegen Neues; übellaunig am Morgen beim Erwachen. Abneigung gegen Gesellschaft, will aber auch nicht allein sein, sondern jemand in der Nähe haben; hastiger Esser.	**Rechtslateralität.** Schmerzen gehen von rechts nach links und von oben nach unten. Hitze; warmes Zimmer; Bettwärme; warme Umschläge außer Hals und Magen. Von **16 bis 20 Uhr.**	Bewegung, warme Speisen und Getränke, mäßig warmes Klima, frische Luft.
Bricht leicht in **Weinen** aus. Widerspenstig aus Schüchternheit und aus Launenwechsel. Abneigung besonders gegen Personen des anderen Geschlechts; reagiert aber gut auf sanfte, liebreiche Behandlung.	Warmes Zimmer, fettes Essen, Schweinefleisch, fettes Gebäck.	Frische Luft. Bewegung.

Mittel	Klinisches	Leitsymptome
Silicea	Meist dicker, aufgetriebener Bauch mit dünnen Gliedern; bleiche, dünne Haut; deutlich sichtbare Venenzeichnung, besonders im Gesicht und Schädel. Neigung zu Eiterungen und zu Erkältlichkeit.	Verlangen nach Geräuchertem; nächtliche Kopfschweiße und übelriechende Fußschweiße, Eiter hat meist einen fötiden Geruch. Neigung zu Halsentzündungen mit stechenden Schmerzen. Abneigung gegen Bratfleisch und warmes Essen. Gasaufstoßen und Abgang von vielen Winden mit Darmkollern. Analfisteln und -fissuren. Erwacht öfters nachts und kann dann nicht mehr einschlafen; äußerst frostig, möchte warm angezogen sein und auch den Kopf warm eingehüllt haben. Neigung zu eiterigen Tonsillitiden.

Psyche	Verschlimmerung	Besserung
Feig, ängstlich, nervös, reizbar, überempfindlich auf äußere Eindrücke, dabei aber **hartnäckig, hartköpfig,** aber auch wieder **schüchtern.** Mangel an Selbstvertrauen. Angst vor Nadeln.	Trockene Kälte, Abdecken, Waschen mit kaltem Wasser morgens früh, Neumond.	Wärme, Sommerwetter, warmes Einhüllen des Kopfes, feuchtes Wetter.

Mittel gegen Eifersucht

Mittel	Klinisches	Leitsymptome
Apis	Neigung zu Schwellungen und Ödemen, besonders der unteren Augenlider, der Knöchel und des Genitale. Urticaria.	Empfindung von Zusammenschnürung, Beengung und Bangigkeit, besonders in der Brust, stark verschlimmert durch **warmes Zimmer** und **Hitze in jeder Form** sowie bei Beengung durch Kleider; muß die Kleider lockern, ungeschickt; läßt Dinge fallen. Angina mit starker Schwellung und Ödem der Uvula.
Hyoscyamus	—	—
Lachesis	—	—
Pulsatilla	—	—

Psyche	Verschlimmerung	Besserung
Lustlos, schläfrig, apathisch, **indifferent**, weinerliche Stimmung abwechselnd mit Wutanfällen, besonders wenn man ihn ärgert, Mangel an Konzentrationsfähigkeit.	**Hitze in jeder Form, Kleiderdruck,** warme geschlossene Räume, Rechtslateralität; nach Schlaf.	Frische Luft, kalte Bäder.
Eifersucht aus **unbegründetem Mißtrauen** heraus mit starkem Bedürfnis, sich zu **rächen.** Eifersucht bezieht sich meist **auf einen** Menschen des **andern** Geschlechtes.		Siehe auch Seite 278.
Vollständig **grundlose Eifersucht,** die er aber nicht bekämpfen kann, obwohl er die Grundlosigkeit seines Gefühls einsieht. Er läßt sich dann zu Worten und Taten hinreißen, die er selbst nicht billigt. Muß ständig davon reden, sich Luft machen. Der Mann wird brutal, schlägt seine Frau; die Frau reißt sich die Haare aus. Eifersucht bezieht sich vor allem auf einen Angehörigen des andern Geschlechtes.		Siehe auch Seite 120.
Die Eifersucht kann sich sowohl beziehen auf einen Angehörigen des andern Geschlechts als auch zwischen 2 Männern auftreten, nicht aber zwischen 2 Frauen. Weint und lamentiert, ohne sich		Siehe Seite 272.

Mittel	Klinisches	Leitsymptome
Stramonium		Wird rasend vor Eifersucht, schimpft und tobt, schlägt um sich, muß ständig davon reden.

beherrschen zu können,
oder zieht sich in sein
Zimmer zurück und weint
dort im Stillen. Plötzlich
schlägt die Stimmung um,
und er wird wieder für
kürzere Zeit ganz fröhlich
und liebenswürdig.

Siehe Seite 282.

Mittel gegen Grausamkeit

Ich beschränke mich im folgenden, die Mittel nach der Reihenfolge ihrer Wichtigkeit und ihrer Häufigkeit aufzuzählen mit dem Hauptcharakteristicum, wie sich die Grausamkeit in der Regel äußert. (Die übrigen Symptome des Mittels finden sich unter den betreffenden Mitteln.)

Hepar sulfuris: Neigt zu Heftigkeit und Wut, so daß er jemanden umbringen könnte. Schikaniersucht; plagt seine Kameraden. Hastige Sprache; brüskiert die Leute. In stilleren Perioden Traurigkeit und Unruhe. Ängstlichkeit, besonders gegen Abend; äußerste Reizbarkeit; Querulant; immer unzufrieden. Siehe Seite 270.

Anacardium: Rasch zornentflammt mit Neigung, tätlich zu werden, Misanthropie. Hartherzigkeit; Neigung, zu fluchen und zu schwören. Gefühl, wie wenn er von 2 einander widerstreitenden Willensimpulsen beherrscht wäre. Neigung zu Widerspruch. Siehe Seite 268.

Arsenicum album: Unruhe und Ängstlichkeit, wechselt ständig seine Lage im Bett. Reizbarkeit; äußerst p e i n l i c h in bezug auf Kleidung und Ordnung; äußerst empfindlich auf die kleinste Beleidigung, aber seinerseits Neigung, die andern zu foppen. Auf der andern Seite G e w i s s e n s s k r u p e l , k r a n k - h a f t ü b e r t r i e b e n e s V e r a n t w o r t u n g s g e f ü h l. Siehe S. 270.

Platina: Stolz; betrachtet die andern als weit unter ihm stehend; verträgt nicht den geringsten Vorwurf, aber auf der andern Seite Gefühle, verlassen zu sein. Gefühlskälte; kein Interesse für ihre Bekannten; indifferent der Natur gegenüber; außergewöhnlich starke E i g e n l i e b e , sehr auf sich selbst konzentriert; n e i d i s c h ; ehrgeizig, u n d a n k b a r.

H y o s c y a m u s : Übermäßiger Tätigkeitsdrang mit Neigung zu schwatzen; äußerst i n d i s k r e t ; schwatzt Dinge aus, die ein vernünftiger Mensch für sich behalten hätte; Neigung, die andern zu b e l e i d i g e n. Kein Kunstsinn. Bedürfnis, sich a u s z u k l e i d e n und zu e x h i b i e r e n , oft unwiderstehlich. Wenn er in Wut kommt, so besitzt er übermenschliche Kräfte. Ungeduldig, macht heftige Gesten, wenn er erregt ist, eifersüchtig. Siehe Seite 278.

Nitri acidum: Mangel an Fröhlichkeit, wie wenn er von etwas bedrückt wäre. Kann seine traurigen Gedanken nicht loswerden. Leicht zu Gefühlserregungen disponiert. Ängstlich; erregt; kommt leicht in W u t wegen Geringfügigkeiten; n a c h t r ä g e r i s c h ; b ö s a r t i g ; unzufrieden mit sich selber. Siehe S. 282.

Lachesis: Sehr l e i d e n s c h a f t l i c h , s c h w a t z h a f t , d e n k t l a u t , e x a l t i e r t , nicht objektiv, sondern parteiisch. Eifersucht. Je unzufriedener er mit sich selbst ist, um so mehr ist er disponiert zu ü b l e n S p ä ß e n , Q u e r u l i e r e r e i e n und F o p p e r e i e n. Depression, besonders morgens. Siehe Seite 120.

Niccolum: Nervöses Kind mit Neigung, Bücher zu verschlingen, wovon es Kopfweh bekommt; das Kopfweh beginnt meist auf der linken Seite. Neigung zu

Magenbeschwerden, schlechter Verdauung und Verstopfung. Neigung zu Heiserkeit.

Selenium: Starke Ermüdbarkeit durch geistige Arbeit, aber auch körperlich schwächlich; nicht ausdauernd. Alle Symptome v e r s t ä r k t   d u r c h   H i t z e. Neigung zu Traurigkeit. Disposition zum Ausfallen der Haare besonders in der Schamgegend.

Mittel gegen Grobheit

Hyoscyamus: Meist mit Mißtrauen und Eifersucht vergesellschaftet.

Hepar sulfuris: Schikaniersucht.

Natrium muriaticum: Mit Traurigkeit, Erregbarkeit und Neigung zu Kummer im Stillen.

Nitri acidum: Mit B ö s a r t i g k e i t, Widerspenstigkeit und Grausamkeit.

Nux vomica: Erregbarkeit, Reizbarkeit, Ü b e r e m p f i n d l i c h k e i t   g e - g e n   S c h m e r z   u n d   ä u ß e r e   E i n d r ü c k e.

Stramonium: E r r e g b a r; gerät leicht in W u t; leidenschaftlich; muß sich durch Reden und Gestikulieren Luft machen.

Veratrum album: Mit Ängstlichkeit, Entmutigung und Hoffnungslosigkeit. Wortkarg, aber wenn man ihn ärgert, wird er wütend und schlägt um sich mit Händen und Füßen. Neigung zu Schwächeanfällen mit kalten Schweißen, Durchfälle.

Mittel gegen Heftigkeit
(alphabetisch)

Anacardium

Aurum

Belladonna

Bryonia

Calcarea carbonica

Chamomilla

Cicuta virosa

Hepar sulfuris

Hyoscyamus

Lycopodium

Nux vomica

Phosphorus

Stramonium

Sulfur

Mittel gegen Heimweh

Capsicum: Neigung zu Fettsucht mit roten Backen, Reizbarkeit und Überempfindlichkeit; wird wütend über den kleinsten Scherz, den man sich ihm gegenüber erlaubt.

Carbo animalis: Verlangen, allein zu sein; traurig und nachdenklich. Abneigung gegen Unterhaltung; will nicht sprechen. Ängstlichkeit abends mit Hitzewallungen zum Kopf.

Ignatia: Unzufrieden und traurig, k a p r i z i ö s , äußerst gefühlsbetont und leicht niedergeschlagen bei Kummer; leidet unter Skrupeln. Trägt den K u m - m e r i m S t i l l e n .

Mercurius: Weint gegen seinen Willen infolge des Heimwehs, was ihn erleichtert. Verlangen, weite Reisen zu machen, wobei dann aber sehr rasch ein quälendes Heimweh auftritt. Angst, zu sterben in der Fremde. Handschweiße mit Hitze im Gesicht.

Pulsatilla: Bricht leicht in Tränen aus. Äußerst sensibel, wechselnde Laune, verträgt nicht den geringsten Tadel.

Staphisagria: Sehr mit sich selbst beschäftigt. Angst für die Zukunft. Der geringste Schmerz oder die geringste Unpäßlichkeit bewirken f ü r c h t e r l i c h e A n g s t , es könnte ein schweres Leiden im Anzuge sein. Macht sich Sorgen um nichts. Überempfindlichkeit für äußere Eindrücke.

Mittel gegen Hochmut

Lachesis
Lycopodium
Nux vomica
Platinum
Sulfur
Veratrum

Mittel für Schreier

Es gibt Kinder, die bei allen Beeinträchtigungen in ein demonstratives Gebrüll ausbrechen. Folgende Mittel kommen bei ihnen in Betracht (nach Wichtigkeit):

Chamomilla
Cina
Apis

Jalapa: Schreien in der Nacht, am Tage aber sind sie schön brav.
Borax: Verträgt Abwärtsgehen und Abwärtsfahren mit Lift nicht, Neigung zu Aphthen.
Kreosotum: Hat übelriechende, reizende Ausflüsse.
Calcarea phosphorica
Lac caninum

Mittel gegen Schüchternheit

a) in kleiner Gesellschaft
Ambra grisea
Coca
Pulsatilla
b) öffentlich, z. B. bei öffentlichen Anlässen, wenn sie einen Vortrag halten sollten usw.
Gelsemium: Vorher Durchfälle.
Silicea: Fühlt sich der Sache nicht gewachsen, es geht aber stets besser, als er glaubte.
c) vor oder während des Examens (Examensfieber)
Gelsemium: Durchfälle vor dem Examen, sehr emotiv, kein Durst. Wenn er nicht emotiv erregt ist, apathisch, indifferent, schläfrig, äußerst föhnempfindlich.
Argentum nitricum: Vorher Durchfälle, aber hier äußerste Empfindlichkeit auf Hitze in jeder Form. Verlangen nach Süßem; schlechtes Gedächtnis.
Helleborus: Dieses Mittel eignet sich besonders, um die geistigen Funktionen und das Selbstvertrauen des Kandidaten während des Examens zu stärken, und erleichtert ihm das mühelose Durchhalten, es sollte schon einige Zeit vor dem Examen in der 12. bis 30. LM gegeben werden, ferner gelegentlich während den Prüfungen, falls diese längere Zeit dauern.

Mittel gegen Zaghaftigkeit

Pulsatilla
Lycopodium
Calcarea carbonica
Natrium muriaticum
Carbo vegetabilis
Petroleum
Silicea

Das zurückgebliebene Kind

a) Mittel gegen körperliche Zurückgebliebenheit

Mittel	Klinisches	Leitsymptome
Baryta carbonica	Lymphatismus. Rückständig in **körperlicher** und **geistiger** Entwicklung. Neigung zu Erkältungen, welche vor allem zu Entzündungen und Schwellungen der Tonsillen Anlaß geben. Katarrhe des Retronasalraumes, begleitet von Nasenbluten. Zwergwuchs.	Trockener Mund mit entzündeten Bläschen. Lymphdrüsen geschwollen, schmerzhaft und entzündet, vor allem die retroauriculären und die cervicalen L. Trockener Schnupfen mit Niesreiz, begleitet von Schwellung der Oberlippe und der Nase. Absonderung von dickem gelbem Schleim. Hungrig, will aber trotzdem nicht essen; verträgt warme Speisen nicht. Abdomen aufgetrieben und gespannt; Schwellung der Mesenterialdrüsen. Darmkoliken. Übelriechende Fußschweiße, geringes Wachstum der Haare.
Calcarea carbonica	Lernt spät gehen; hat lange offene Fontanellen; Zähne erscheinen zu spät. Neigung zu Rachitis, Polypen und Exostosen. Lymphatismus mit Schwellung der Lymphdrüsen.	Nächtlicher Kopfschweiß, Fußschweiß mit Rauhigkeit der Sohle, Verlangen nach Süßem.
Calcarea phosphorica	Schlank und mager, **aufgeschossen,** dies kommt aber oft erst zwischen dem 10. und 14. Jahre zur Geltung. Neigung zu Bauchschmerzen und Durchfällen. Verspätetes Erscheinen der Zähne. Die Fontanellen bleiben zu lange offen. **Knochenschmerzen besonders in den langen Röhrenknochen.** Anämische und schwächliche Kinder. Schwellung der Lymphdrüsen. Lymphatismus.	Neigung zu Kopfweh, verschlimmert durch geistige Arbeit. Tonsillenschwellungen; adenoide Vegetationen. Verlangen nach **Schinken** und **geräuchertem** Fleisch. Kolikschmerzen, wenn er Hunger hat und auf das Essen warten muß. Taubheitsempfindung in den Gliedern.

Psyche	Verschlimmerung	Besserung
Unentschlossen; **kein Selbstvertrauen; schüchtern,** zaghaft; Abneigung gegen Fremde; läßt sich durch Kleinigkeiten aus der Fassung bringen und ist dann außerordentlich bedrückt.	Kalte Umschläge und Waschen mit kaltem Wasser.	Spazieren in frischer Luft.
Ängstlich, aber hartköpfig. Hitzewellen bei geistiger Arbeit; Abneigung gegen körperliche und geistige Arbeit.	Körperliche und geistige Anstrengungen; Kälte; feuchte Kälte; Vollmond.	Trockenes und warmes Klima.
Empfindlich auf Ärger, Beleidigung, Tadel. Neigung zum Auskneifen, den Ort zu wechseln.	Feucht-kaltes Wetter, **Schneefall.**	Sommer; warmes trockenes Wetter.

a) Mittel gegen körperliche Zurückgebliebenheit

Mittel	Klinisches	Leitsymptome
Carboneum sulfuratum	Kräftiger Typus, verträgt aber das warme Zimmer nicht. Periodische Durchfälle, alle paar Wochen. Sensibilität der Extremitäten herabgesetzt oder **Taubheit** in den Gliedern.	Neigung zu Schwindel und Ohrensausen mit verminderter Hörschärfe. Wandernde Schmerzen im Bauche; durch Gase verursachte Spasmen; Auftreibung des Bauches. Neigung zu Herpes. Gang unsicher, besonders im Dunkeln. Der Schlaf ist am Morgen beim Erwachen besonders tief; kann fast nicht erwachen.
Medorrhinum	Neigung zu rheumatischen Schwellungen, besonders der kleinen Gelenke. Neigung zu chronischen **Katarrhen** der **oberen** Luftwege. **Schwellung** der **Tonsillen,** Absonderung von **dickem gelbem** Schleim aus der Nase.	Sehr durstig. Verlangen nach Salz, Süßigkeiten und warmen Getränken. Leber druckempfindlich. Muß sich nach rückwärts neigen, um den Stuhl herauszubringen. Afterjucken mit Absonderung einer fötiden Flüssigkeit. Asthma. **Unruhe in den Beinen,** muß sie ständig bewegen. Schwache Fußgelenke; kippt leicht um. Fußsohlen und Fersen schmerzen beim Gehen. Neigung zu Hautjucken besonders nachts. Abnormes Verlangen nach frischer Luft.
Silicea	Klein und mager, besonders Glieder. Bauch vorgetrieben.	Äußerst fröstelig und kälteempfindlich. Schmerzen im Abdomen, oft begleitet von Kälteempfindung. Hart gespanntes, aufgetriebenes Abdomen; kolikartige oder schneidende Schmerzen mit Darmkollern. Schwellung der Inguinaldrüsen. Stühle von kadaverartigem Geruch, Neigung zu Halsentzündung, starke Erkältlichkeit.

Psyche	Verschlimmerung	Besserung
Reizbar, ängstlich; geistige Funktionen herabgesetzt. Intelligenz vermindert. Launenwechsel. Verminderung der geistigen Funktionen, abwechselnd mit Erregung.	**Warmes Zimmer**, nach dem Frühstück, Bäder, warmes feuchtes Wetter.	Frische Luft.
Schwaches Gedächtnis, weint, wenn er etwas erzählt. Kann sich nicht konzentrieren. Angst, besonders im Dunkeln. Gefühl, als ob jemand neben oder hinter ihm gehe.	Beim Denken an die Beschwerden, tags, Hitze, Inland.	Feuchtes Wetter, an der Meeresküste.
Ängstlich, nervös und erregbar; überempfindlich auf äußere Eindrücke; hartköpfig, schüchtern; Angst vor Nadeln.	Morgens, durch kaltes Abwaschen und Baden, Abdecken, Kälte, feucht-kaltes Wetter, Liegen, Linksseitenlage, Neumond. Morgens früh.	Wärme, warme Umschläge und warmes Einhüllen, Sommer, feucht-warmes Wetter.

a) Mittel gegen körperliche Zurückgebliebenheit

Mittel	Klinisches	Leitsymptome
Sulfur	Durchfälle, welche früh morgens auftreten und den Patienten aus dem Bette treiben.	Bauch druckempfindlich, Gefühl von Rauhigkeit und Unbehaglichkeit im Abdomen, Leber oft druckempfindlich. Koliken nach Getränken. Appetit schwach oder Heißhunger. Verlangen nach Süßem. Hunger um 11 Uhr mit Schwächegefühl. Hat ständig zu heiß, besonders zu heiße Füße im Bett.
Zincum	Depressive Zustände in physischer und psychischer Beziehung, besonders nach unterdrückten oder nicht zum Ausbruch gekommenen Hautausschlägen.	Bleiche Lippen mit Schrunden an den Mundwinkeln. Juckende Ekzeme. Singultus. Übelkeit, Dyspepsie. Quälender Hunger um 11 Uhr. Abdomen durch Gase aufgetrieben mit Darmkollern. Verstopfung mit kleinen, harten Stühlen. Schwellung der Hoden, die hinaufgezogen sind. Beine in ständiger Bewegung. Fußschweiß.

Psyche	Verschlimmerung	Besserung
Unordentlich, egoistisch, faul, vergeßlich.	Bettwärme; warmes Zimmer; 11 Uhr morgens; kaltes Baden, Ruhe, Stehen.	Trockenes warmes Wetter. Rechtsseitenlage, Liegen überhaupt. Anziehen der Beine.
Schlechtes Gedächtnis. Empfindlich auf Geräusche. Depressiv. Hat immer Angst, etwas Unrechtes getan zu haben. **Wiederholt alle Fragen, die man ihm stellt.**	Süßigkeiten, 17—19 Uhr. Einige Zeit nach dem Essen. Genuß von Wein und Alkohol in geringsten Mengen. Berührung. Während der Menses.	Während des Essens. Stuhlgang und Ausflüsse. Wiederauftreten von Hautausschlägen.

Mittel	Klinisches	Leitsymptome
Baryta carbonica	Zwergwuchs.	Siehe Seite 314.
Baryta muriatica	Ausgesprochene Frostigkeit. Muskeltonus vermindert, aber Sensibilität völlig normal. Kinder haben ständig den Mund offen und sprechen durch die Nase, Gehör vermindert. Stupider Gesichtsausdruck.	Geräusche in den Ohren. Geräusche beim Kauen und Schlingen. Neigung zu Schwellung der Speicheldrüsen, Druck im Ohr beim Schneuzen der Nase. Tonsillen vergrößert, Neigung zu Bronchitis mit starker Schleimansammlung in Bronchien und Trachea, der schwierig auszuhusten ist.
Bufo rana	Neigung zu Nasenbluten mit Hitzewallungen ins Gesicht, das feuerrot wird. Durch Nasenbluten bessern sich die Symptome. Gesichtsschweiß. Verträgt den Anblick glitzernder Dinge nicht, ebenso wenig Musik und Geräusche.	Empfindung, als ob der Kopf zu groß sei. Taubheit in den Gliedern; unsicherer Gang. Schwellungen der Knochen. Neigung zu Panaritien und zu bläschenförmigen Ausschlägen mit Absonderung eines sirupartigen Sekretes. **Spielt mit den Geschlechtsorganen.**
Ambra grisea	—	Krämpfe in Händen und Fingern, trüber Urin, oft schon während des Urinlassens, mit braunem Sediment. Hitzewallungen zum Kopf und Gesicht.
Carboneum sulfuratum	Kräftiger Typus, verträgt aber das warme Zimmer nicht; periodische Durchfälle, alle paar Wochen. Sensibilität der Extremitäten herabgesetzt oder **Taubheit** in den Gliedern.	Neigung zu Schwindel mit Ohrensausen und verminderter Hörschärfe; wandernde Schmerzen im Bauche, durch Gase verursachte Spasmen mit Auftreibung des Bauches. Neigung zu Herpes. Unsicher, besonders im Dunkeln. Der Schlaf ist am Morgen beim Erwachen besonders tief, kann nicht erwachen.

Psyche	Verschlimmerung	Besserung
Geistig zurückgeblieben bis zur Imbezillität.		
Allgemeine geistige Zurückgebliebenheit.		
Geistige Zurückgebliebenheit.	Warmes Zimmer, beim Erwachen.	Frische Luft, kühle Bäder, kalte Fußbäder. Nasenbluten.
Angst vor den Leuten, wünscht deswegen **allein** zu sein. Kann nichts tun, wenn Drittpersonen zugegen sind (Essen, Stuhlgang, Arbeit). Musik bringt ihn zum Weinen. Schüchtern und zaghaft, ruhelos, erregt. Bedürfnis, den andern unangenehme Dinge zu sagen.	Musik; Anwesenheit von Drittpersonen. Alles Ungewöhnliche; morgens früh; warmes Zimmer.	Frische Luft, kalte Getränke.
Reizbar; ängstlich; geistige Funktionen herabgesetzt. Intelligenz vermindert, Launenwechsel. Indifferenz abwechselnd mit Erregung.	Warmes Zimmer, nach dem Frühstück, Bäder, warmes feuchtes Wetter.	Frische Luft.

b) Mittel gegen geistige Zurückgebliebenheit

Mittel	Klinisches	Leitsymptome
Helleborus	Trockene und aufgesprungene Lippen, rote und trockene Zunge. Tendenz, den **Unterkiefer herabhängen zu lassen. Knirscht mit den Zähnen,** Speichelfluß mit entzündeten Mundwinkeln. Gallertiger, schleimiger Stuhl.	Neigung, alle möglichen Gesten zu machen mit Armen und Beinen oder auch mit dem Kopfe (erhebt ihn oder drückt ihn rückwärts in das Kissen ein; schlägt um sich mit den Händen).
Pulsatilla	Neigung zu blanden, cremeartigen Katarrhen der Augen, der Nase und der Scheide. Verträgt kein Schweinefleisch und auch kein Fett.	Abneigung gegen warme Speisen und Getränke; bitterer Mundgeschmack; fröstelig den Rücken hinunter. Fröstelig, verträgt aber keine äußere Hitze.
Silicea	Meist dicker, aufgetriebener Bauch, mit dünnen Gliedern; bleiche dünne Haut, deutlich sichtbare Venenzeichnung, besonders im Gesicht und Schädel. Neigung zu Eiterungen und zu Erkältlichkeit.	Verlangen nach Geräuchertem. **Nächtliche Kopfschweiße** und übelriechende Fußschweiße. Eiter hat meist einen fötiden Geruch. Neigung zu Halsentzündungen mit stechenden Schmerzen. Abneigung gegen Brot, Fleisch und warmes Essen. Gasaufstoßen und Abgang von vielen Winden mit Darmkollern. Analfisteln und Fissuren. Erwacht öfters nachts und kann dann nicht mehr einschlafen. Äußerst frostig; möchte warm angezogen sein und auch den Kopf warm eingehüllt haben. Neigung zu eitrigen Tonsillitiden.
Stramonium	—	Mundtrockenheit. Linksseitige Hüftschmerzen. Lumbosacralschmerzen.

Psyche	Verschlimmerung	Besserung
Langsam im Antworten; starrt vor sich hin; zupft an den Lippen und an den Kleidern.	Abends, nachts; Ausziehen.	—
Bricht leicht in Weinen aus. Widerspenstig aus Schüchternheit und aus Launenwechsel. Abneigung, besonders gegen Personen des anderen Geschlechts; reagiert gut auf sanfte, liebreiche Behandlung.	Warmes Zimmer, fettes Essen, Schweinefleisch, fettes Gebäck.	Frische Luft, Bewegung.
Feig, ängstlich, nervös, reizbar; überempfindlich auf äußere Eindrücke, dabei aber **hartnäckig, hartköpfig,** aber auch wieder **schüchtern.** Mangel an Selbstvertrauen. Angst vor Nadeln.	Trockene Kälte, Abdecken. Waschen mit kaltem Wasser, morgens früh, Neumond.	Wärme, Sommerwetter, warmes Einhüllen des Kopfes, feuchtes Wetter.
Schwatzhaftigkeit, Neigung zu lachen, zu singen, zu rhythmischen Bewegungen. Äußerst **lebhafter** Geist, Launenwechsel von freudiger Stimmung zu Traurigkeit. **Heftig,** religiöse Manie. Verlangen zu entfliehen, **heißes Gesicht mit kalten Füßen.**	Dunkelheit, Alleinsein; nach Schlaf, Gesellschaft, Wärme.	—

b) Mittel gegen geistige Zurückgebliebenheit

Mittel	Klinisches	Leitsymptome
Sulfur	Neigung zu Ekzemen.	Hat immer zu heiß, besonders im Bett; will leicht gekleidet sein, Verlangen nach Süßem, Heißhunger um 11 Uhr. Empfindung, als ob das Herz zu groß sei und in seiner Bewegung durch den Brustkorb gehindert sei. Verträgt Milch nicht; saures Aufstoßen.
Veratrum album	Neigung zu kalten Schweißen, Kollaps, Schwäche, Durchfälle.	Eiskalte Nasenspitze und Gesicht; blaue livide Gesichtsfarbe. Explosive Durchfälle. Starker Durst nach eiskaltem Wasser. Übelkeit und Erbrechen.

Psyche	Verschlimmerung	Besserung
Reizbar, **egoistisch, unordentlich,** faul, vergeßlich.	**Warmes Zimmer,** beim Stehen, **Bettwärme, 11 Uhr** morgens.	Warmes trockenes Wetter.
Depression, Indifferenz. **Erregungszustände** mit Tendenz, zu entfliehen und zu vagabundieren. Angst vor angeblich drohenden Gefahren. Neigung, zu **wüten,** zu **beißen,** alles zu **zerreißen.**	Nachts, feuchtes und kaltes Wetter. Früchte- und Gemüsegenuß verschlimmern die Durchfälle.	Wandern, Bewegung, Wärme.

Körperliche Anomalien

Wir können naturgemäß aus dem großen Gebiet der körperlichen Anomalien nur einige wenige herausgreifen, bei denen die Homöopathie Aussichten auf Erfolg bietet. Mißbildungen und dergleichen kommen selbstverständlich nicht in Frage, indem es sich hier um abgeschlossene Entwicklungen handelt und im Organismus die Fähigkeit auch latent nicht vorhanden ist, welche hier noch Umwandlungen im Sinne einer Normalisierung herbeiführen könnte. Fälle, wo Resultate erwartet werden können, müssen solche sein, wo vitales Geschehen sich abwickelt und wo durch Beeinflussung dieses abnormalen vitalen Geschehens im Sinne der Normalisierung die Anomalie geheilt werden kann. Das sind aber gerade die wichtigsten und häufigsten Anomalien, wie Fettsucht, Magerkeit, Unterentwicklung oder Hypertrophie der Brüste usw., körperliche Fehler, deren Beseitigung manche Mutter und manches Mädchen glücklicher und auch gesünder machen können.

Naturgemäß sind nicht in allen Fällen Erfolge zu erzielen, aber doch in einem erheblichen Prozentsatze. Die Aussichten hängen davon ab, ob der Patient tatsächlich in bezug auf Habitus, Konstitution, Psyche und Modalitäten einigermaßen mit einem für die vorliegende Anomalie angegebenen Mittel übereinstimmt oder nicht. Ist dies der Fall, so sind die Aussichten gut, wie folgender Fall zeigt:

Sehr fettleibiger Knabe, Sohn eines hiesigen Bundesrichters. Seit Jahren in ärztlicher Behandlung (Diät), welche aber praktisch nicht durchführbar ist und bei Kindern kaum je angewandt werden kann, weil eben die Kinder Hunger und es auch nötig haben, tüchtig zu essen, da sie sich sonst nicht entwickeln. Eine Diätkur bei einem Fettleibigen, dessen Fettleibigkeit nicht durch Übermaß an Nahrung entstanden ist, ist meines Erachtens überhaupt keine Behandlung, indem ja dadurch die Tendenz, die Nahrung in Fett umzusetzen und die Gewebe aufzuschwemmen, nicht nur nicht gebessert, sondern im Gegenteil noch verschlimmert wird. Das zeigt sich daran, daß solche Patienten nach Absetzen der „Hungerkur", meist mit geringen Zulagen ganz enorm an Gewicht zunehmen, viel mehr als früher. Kurz, nach jahrelangem Mißerfolg wurde ich konsultiert und gab dem Knaben, der die Merkmale von *Calcarea carbonica* aufwies, dieses Mittel in der 6. LM und dann noch in der 12. LM. Nach 3 Monaten fing der Knabe an zu wachsen und — obwohl das Mittel nunmehr abgesetzt wurde — ging dieses Wachstum weiter, begleitet von einem Schlankerwerden. Nach 1 Jahr war der Knabe um 15 cm gewachsen und ein schlanker, schöner Knabe geworden, dies ohne jede weitere Diät, von welcher ich der Mutter von vornherein, weil undurchführbar und unnötig, abgeraten hatte. Die einmal erlangte normale Statur hat der junge Mann beibehalten.

Meine Erfahrungen zeigen, daß die mineralischen Mittel, natürlich immer nur, wenn homöopathisch angezeigt, in der Regel mehr zu leisten vermögen als die pflanzlichen, weshalb man also die Prognose vorsichtiger stellen muß, wenn ein pflanzliches Mittel sich als homöopathisch herausstellt.

Mittel gegen Magerkeit

Mittel	Betroffene Körperteile	Wichtigste Leitsymptome
Sulfur	Becken, Rumpf, Hals, Hüften, Glieder.	Hat stets zu heiß, besonders an den Füßen im Bett; Verlangen nach Süßem; Hunger und Schwäche um 11 Uhr, unordentlich; Egoist; Ekzeme.
Natrium muriaticum	Allgemeine Magerkeit trotz gutem Appetit und reichlicher Nahrungsaufnahme.	Fröstelig; Verlangen nach Salz; durstig; Kopfweh (hämmernd); Neigung zu Depression. Reizbar, regt sich leicht auf; Schreikrämpfe; lacht und weint zugleich; weint schon, wenn man ihn ansieht; ungeschickt, läßt alles fallen.
Graphites	Extremitäten, Gesäß, Rumpf, Hüften oder Rumpf und Hüften, zu fett, Brüste zu groß, kalt; magere Extremitäten.	Haut kalt, verdickt. Ekzeme mit honigartigem Sekret, besonders hinter den Ohren. Verstopfung; geringste Wunde eitert, Empfindung, wie wenn ein Spinnennetz aufs Gesicht geklebt wäre. Abneigung gegen Fleisch und Süßes. Blepharitis (chronisch). Schüchtern oder frech; Unruhe in Händen und Füßen, bei der Arbeit; unentschlossen. Hitze im Gesicht und Ohren. Musik bringt ihn zum Weinen.
Jodum	Allgemeine Magerkeit bei ständigem Hunger und reichlicher Nahrungsaufnahme; Unterentwicklung der Brüste.	Neigung zu Schwächeanfällen, besonders bei leerem Magen; muß ständig essen; geringste Anstrengung verursacht Schweißausbruch. Dunkelhaarig und dunkle Gesichts- und Hautfarbe, Drüsenschwellungen. Neigung zu Durchfall. Herzklopfen. Brüste völlig unentwickelt. Beschäftigungsdrang; kann nicht ruhig bleiben; vergeßlich. Ängstlich und deprimiert in Ruhe.

Verschlimmert	Gebessert	Besprechung des Mittels
Warmes Zimmer, 11—12 Uhr, Bettwärme, Stehen.	Frische Luft, Liegen.	Siehe Seite 272.
Verdruß. 10 Uhr; Musik, Hitze, besonders strahlende Wärme; am Meer, geistige Anstrengung; Zuspruch.	Frische Luft; festansitzende Kleidung; Abwechslung; kalte Bäder.	Siehe Seite 280.
Wärme, besonders Zimmerwärme; nachts, während und nach den Regeln.	Frische Luft.	Siehe Seite 196.
In Ruhe, warmes Zimmer, bei leerem Magen, körperliche Anstrengung.	Frische Luft, Beschäftigung, Spaziergänge.	

Mittel	Betroffene Körperteile	Wichtigste Leitsymptome
Alumina	Allgemeine Magerkeit mit sehr trockener Haut und trockenen Schleimhäuten.	Hastig, ständig in Eile, schwankende Gemütslage. Verstopfung ohne Stuhldrang, reizende, profuse Leukorrhoe mit transparentem, reichlichem Sekret. Hitze in der untern Lendenwirbelsäule. Hautröte und Hautjucken ohne Ausschlag, stark verschlimmert in Bettwärme. Husten am Morgen.
Lycopodium	Besonders Becken, Hüften, Gesäß, Gesicht, Hände, Finger.	Kind sieht greisenhaft aus, Stirne gerunzelt. Mißmutig beim Erwachen. Neigung zu Ernährungsstörungen mit Abmagerung und Austrocknung des Körpers und besonders der Haut. Bauch aufgetrieben. Verlangen nach Süßem; ißt und trinkt sehr heiß. Bauch durch Gase aufgetrieben, Gurgeln in den Därmen; incarcerierte Winde.
Tuberculin Marmorek	Allgemeine Abmagerung und Magerkeit.	Ständig müde; Verlangen nach Rauchfleisch und geräucherten Wurstwaren; Verlangen nach Wechsel des Orts, der Bekanntschaften, der Beschäftigung, der Nahrung usw.; Angst vor Tieren, besonders Hunden. Erkältlichkeit. Wechsel der Symptome und kontradiktorische Symptome. Schweiße.
Arsenicum album	Gesicht, Wangen, Hände, Finger, auch ganzer Körper.	Ältliches Gesicht, fröstelig, unruhig und ängstlich, besonders nachts im Bett, peinlich genau, furchtsam, feig, peinlich sauber in Kleidung und Körperpflege. Starker Durst, trinkt häufig, aber wenig auf einmal. Durchfälle, aasartiger Geruch der Ausdünstungen und Entleerungen.

Verschlimmert	Gebessert	Besprechung des Mittels
Morgens, warmes Zimmer, Kartoffeln, nachmittags.	Feuchtes Wetter, Regen.	Siehe Seite 268.
Rechtslateralität. Schmerzen gehen von rechts nach links. Hitze und warmes Zimmer. Bohnen, Kohl, Erbsen, 16—19 Uhr.	Bewegung, warme Nahrung, frische Luft und leichte Kleidung.	Siehe Seite 280.
Wetterwechsel, Luftzug, vor Gewittern, warmes Zimmer, körperliche Anstrengung, Musik.	Frische Luft.	
Feuchtigkeit, Kälte, kalte Speisen und Getränke, nachts.	Wärme, warme Nahrung.	Siehe Seite 270.

Mittel	Betroffene Körperteile	Wichtigste Leitsymptome
Arsenicum jodatum	Allgemeine Magerkeit.	Drüsenschwellungen, allergisch, besonders Heuschnupfen, reizende Ausflüsse, heiserer Husten mit profusem Auswurf, brennende Empfindungen auf den Schleimhäuten, Skrofulose, Nachtschweiße.
Nitri acidum	Ganzer Körper.	Schmerzen wie von Splittern im Halse, Rectum usw. bei Entzündungen. Entzündungen, wo Schleimhaut und Körperhaut sich berühren. Grünliche Ausflüsse bei Katarrhen. Reizbar, rachsüchtig, bösartig. Kopfweh, wie durch Druck eines Bandes. Verlangen nach Kalk, Kreide, Bleistiften, Erde. Nagt an Fingernägeln. Verlangen nach Fett und Salz. Übelriechende Fußschweiße.
Silicea	Brust, Becken, Glieder, Gesäß, Hüften, aber gleichzeitig aufgetriebener, großer Bauch.	Sehr fröstelig, Skrofulose, Erkältlichkeit, Neigung zu Eiterungen, nervös. Ängstlich; schüchtern; hartköpfig; Angst vor Nadeln. Neigung zu Halsentzündungen. Übelriechende Fußschweiße.
Sepia	Hals, Rumpf, ganzer Körper, Kinn.	Zarte Konstitution, dunkelhaarig, braune oder gelbliche Hautfarbe und Gesicht, brauner Sattel über der Nase. Empfindung von Schlaffheit der inneren Organe (Herabsinken); grünliche Ausflüsse bei Entzündungen und Katarrhen; Verstopfung. Psychisch indifferent. Schwache Regeln. Fröstelig,

Verschlimmert	Gebessert	Besprechung des Mittels
Südwinde.		
Abends und nachts, kaltes Klima, aber auch Hitze.	Im fahrenden Wagen.	Siehe Seite 282.
Neumond. Morgens, kalte Abwaschungen, Kälte.	Wärme, Sommer, feuchte Wärme.	Siehe Seite 184.
Morgens früh und abends beim Zubettgehen. Feuchtigkeit, dampfige Räume, kalte Luft, vor Gewittern.	Energische körperliche Anstrengungen, Beschäftigung, Wärme.	Siehe Seite 288.

Mittel	Betroffene Körperteile	Wichtigste Leitsymptome
		besonders im Bett. Neigung zu Übelkeit, besonders morgens. Hat keinen Appetit zum Frühstück. Verlangen nach Gewürztem; Neigung zu Schweißen.
Magnesium carbonicum	Becken, Hüften, Gesäß, ganzer Körper.	Neigung zu Akne. Saure Schweiße, saure Durchfälle, ganzer Körper riecht sauer. Sehr empfindlich auf leichteste Berührung. Nervöse Schwäche. Verlangen nach Früchten, Saurem und Gemüsen. Saures Aufstoßen. Schwarzes Blut bei Regeln, die nachts stärker fließen. Milch bleibt unverdaut in den Stühlen. Fahler, erdfarbener Teint.
Nux vomica	Glieder, hingegen Hals, Brüste, Bauch zu fett.	
Lachesis	Rücken, Gesicht.	
China	Gesicht, begleitet von bleicher Gesichtsfarbe, hat ältlichen Ausdruck.	
Veratrum album	Gesicht (eingefallen).	

Bettwärme, Temperatur-   Warmes Wetter und warme
wechsel; kaltes Wetter und   Luft. Spazieren in frischer
kalte Winde. Ruhe.   Luft.
Periodizität von 3 Wochen.

Siehe Seite 282.

Siehe Seite 120.

Siehe Seite 132.

Mittel gegen Fettsucht

Mittel	Betroffene Körperteile	Wichtigste Leitsymptome
Antimonium crudum	Kinn, Gesäß, Hüften.	Dick belegte, weiße Zunge; reizbar, schreit, wenn man ihn berühren oder anfassen will. Widerspruchsgeist; was er auch tut, nichts befriedigt ihn; schmollt, aber sentimental, besonders im Mondschein. Schrunden an Mund- und Augenwinkeln. Ekzeme besonders des behaarten Kopfes. Impetigo besonders an Wangen und Kinn. Husten, schlimmer beim Eintreten ins warme Zimmer. Magenstörungen, besonders durch saure Nahrung. Hornwarzen, besonders an Fingern. Rheumatische Schmerzen der Muskeln.
Bryonia	Gesicht.	Neigung zu stechenden Schmerzen, besonders der Brust, Gelenkschmerzen, schlimmer bei Bewegung. Reizbar, mißgelaunt. Will ständig nach Hause gehen, wenn er irgendwo anders ist. Spricht ständig von seinen Angelegenheiten ohne Rücksicht auf die Zuhörer. Nasenbluten. Trockene Lippen und Schleimhäute. Starker Durst nach großen Mengen kalter Getränke. Magen und Leber druckempfindlich. Verstopfung mit voluminösen, harten, dunklen Stühlen, aber Durchfall nach Früchten bei heißer Witterung.
Calcarea carbonica	Ganzer Körper, besonders aber Rumpf und Gesicht.	Nächtliche Kopfschweiße. Neigung zu Schnupfen und Drüsenschwellungen. Neigung zu Abscessen besonders in den Muskeln. Milchschorf. Saure Schweiße

Verschlimmert	Gebessert	Besprechung des Mittels
Kalte Bäder, saure Speisen und Getränke, Hitze, Sonne, Weißwein.	Frische Luft. Ruhe, feuchte, mäßige Wärme.	
Wärme, Bewegung, heißes Wetter, körperliche Anstrengung, Berührung.	Liegen auf schmerzhafter Seite, starker Druck, Ruhe, kalte Speisen und Getränke.	
Körperliche und geistige Anstrengung, Kälte, kalte Waschungen, feucht-kaltes Wetter, Stehen, Vollmond. Milch.	Trockene Wärme, Liegen auf schmerzhafter Seite.	Siehe Seite 276.

Mittel	Betroffene Körperteile	Wichtigste Leitsymptome
		und saures Aufstoßen. Milch macht Durchfall. Fröstelig. Lernt spät gehen. Verspäteter Fontanellenschluß. Verspätetes Erscheinen der Zähne, frühzeitige Caries. Rachitis. Verlangen nach Süßem und nach Kalk, Kreide, Erde, Magengegend aufgetrieben.
Capsicum	Ganzer Körper.	Verminderter Turgor der Muskeln; schlaff und schwach; indolent. Verlangen, im gewöhnlichen Tramp zu bleiben. Rote Bäckchen, Heimweh. Verlangen nach Alleinsein. Neigung zu Erkrankungen des Felsenbeins und zu Retronasal- und Pharyngealkatarrhen.
Sulfur	Gesicht, Wangen, Brüste, Bauch.	Hat stets zu heiß, besonders an den Füßen im Bett. Verlangen nach Süßem, Hunger und Schwäche um 11 Uhr, unordentlich, Egoist, Ekzeme.
Graphites	Gesicht, Bauch, Brüste, Hüften und Gesäß bei Magerkeit der Glieder, besonders der unteren.	Haut kalt, verdickt, Ekzeme mit honigartigem Sekret, besonders hinter den Ohren. Verstopfung; geringste Wunde eitert. Empfindung, wie wenn ein Spinnennetz aufs Gesicht geklebt wäre. Abneigung gegen Fleisch und Süßes. Blepharitis (chron.) Schüchtern oder frech; Unruhe in Händen und Füßen; bei der Arbeit unentschlossen. Hitze im Gesicht und Ohren. Musik bringt ihn zum Weinen.

Verschlimmert	Gebessert	Besprechung des Mittels
Essen, Hitze.	Frische Luft, Kälte, durch Abdecken, Luftzug.	
Warmes Zimmer, 11—12 Uhr, Bettwärme, Stehen.	Frische Luft, Liegen.	Siehe Seite 272.
Wärme, besonders Zimmerwärme, nachts, während und nach den Regeln.	Frische Luft.	

Mittel	Betroffene Körperteile	Wichtigste Leitsymptome
Kalium carbonicum	Ganzer Körper.	Stiche auf der Brust, besonders auf der rechten Seite. Dyspeptische Beschwerden mit Angstgefühl in der Magengegend. Kitzelig und frostig. Schwitzen am Oberkörper. Rückenschmerzen nach dem Essen. Überempfindlich auf Schmerz; reizbar; Einbildungen und Angst; unzufrieden; unruhig; will nicht allein sein. Trockenheit des Haares; Schwellung der oberen Augenlider (innere Winkel). Nase verstopft im warmen Zimmer. Gurgeln im Magen. Sehr voluminöse Stühle mit Verstopfung. Verlangen nach Süßem.
Natrium muriaticum	Ganzer Körper, besonders bei Mädchen während und nach der Pubertät; Brüste.	Fröstelig. Verlangen nach Salz; durstig. Kopfweh (hämmernd), Neigung zu Depression. Reizbar, regt sich leicht auf, Schreikrämpfe, lacht und weint zugleich, weint schon, wenn man ihn ansieht, ungeschickt, läßt alles fallen.
Natrium sulfuricum	Ganzer Körper, Gewicht schwankt stark und nimmt zu bei Feuchtigkeit, Regen, Aufenthalt an Seen und Flüssen.	Melancholisch, Musik macht ihn traurig und bringt ihn zum Weinen. Will nicht sprechen und nicht angesprochen werden. Bitterer Mundgeschmack. Katarrhe mit dickem, gelbem oder schleimigem Ausfluß. Gelbliche Conjunctiven. Saure Dyspepsie. Duodenalkatarrh. Hepatitis; Ikterus. Bitterer Mundgeschmack, Gasauftreibung des Abdomens. Asthma bei feuchtem Wetter.

Verschlimmert	Gebessert	Besprechung des Mittels
Kälte, Kaffee, 3 Uhr, Liegen auf linker oder schmerzhafter Seite.	Warmes Wetter, auch wenn feucht, tagsüber, Bewegung.	
Verdruß, 10 Uhr, Musik, Hitze, besonders strahlende Wärme, am Meer, geistige Anstrengung, Zuspruch.	Frische Luft, festansitzende Kleidung, Abwechslung, kalte Bäder.	
Musik, Linksseitenlage, Feuchtigkeit, Regenwetter. An Flüssen und Seen.	Trockenes Wetter, Druck, Lagewechsel.	

Mittel gegen Fettsucht

Mittel	Betroffene Körperteile	Wichtigste Leitsymptome
Nux vomica	Gesicht, Kinn, Hals, Hüften, Gesäß, Bauch, Brüste, aber **Extremitäten mager.**	
Baryta carbonica	Kinn, Hals, Rücken, Becken, Hüften, Gesäß, Hände, Finger.	Lymphatiker. Neigung zu Halsentzündungen. Zurückgebliebenes Kind (geistig oder körperlich). Drüsenschwellungen, besonders am Hals. Schnupfen mit Schwellung von Oberlippe und Nase und dickem gelbem Ausfluß. Empfindung eines Spinngewebes auf dem Gesicht. Trockener Mund, besonders morgens. Erkältlichkeit. Druck auf dem Magen, besonders nach dem Essen. Harter, aufgetriebener Leib. Übelriechende Fußschweiße.
Pulsatilla	Kinn, Gesicht, Wangen.	
Ferrum metallicum	Ganzer Körper.	
Phosphorus	Gesicht (Vollmondgesicht).	
Silicea	Gesäß, Hüften, Bauch, dagegen **magere Glieder.**	Sehr fröstelig, Skrofulose, Erkältlichkeit, Neigung zu Eiterungen. Nervös, ängstlich; schüchtern; hartköpfig; Angst vor Nadeln. Neigung zu Halsentzündungen. Übelriechende Fußschweiße.

Verschlimmert	Gebessert	Besprechung des Mittels
		Siehe Seite 282.
Kalte Abwaschungen. Liegen auf schmerzhafter Seite.	Spazieren in frischer Luft.	
		Siehe Seite 272.
		Siehe Seite 160.
		Siehe Seite 286.
Neumond. Morgens, kalte Abwaschungen, Kälte.	Wärme, Sommer, feuchte Wärme.	Siehe Seite 142.

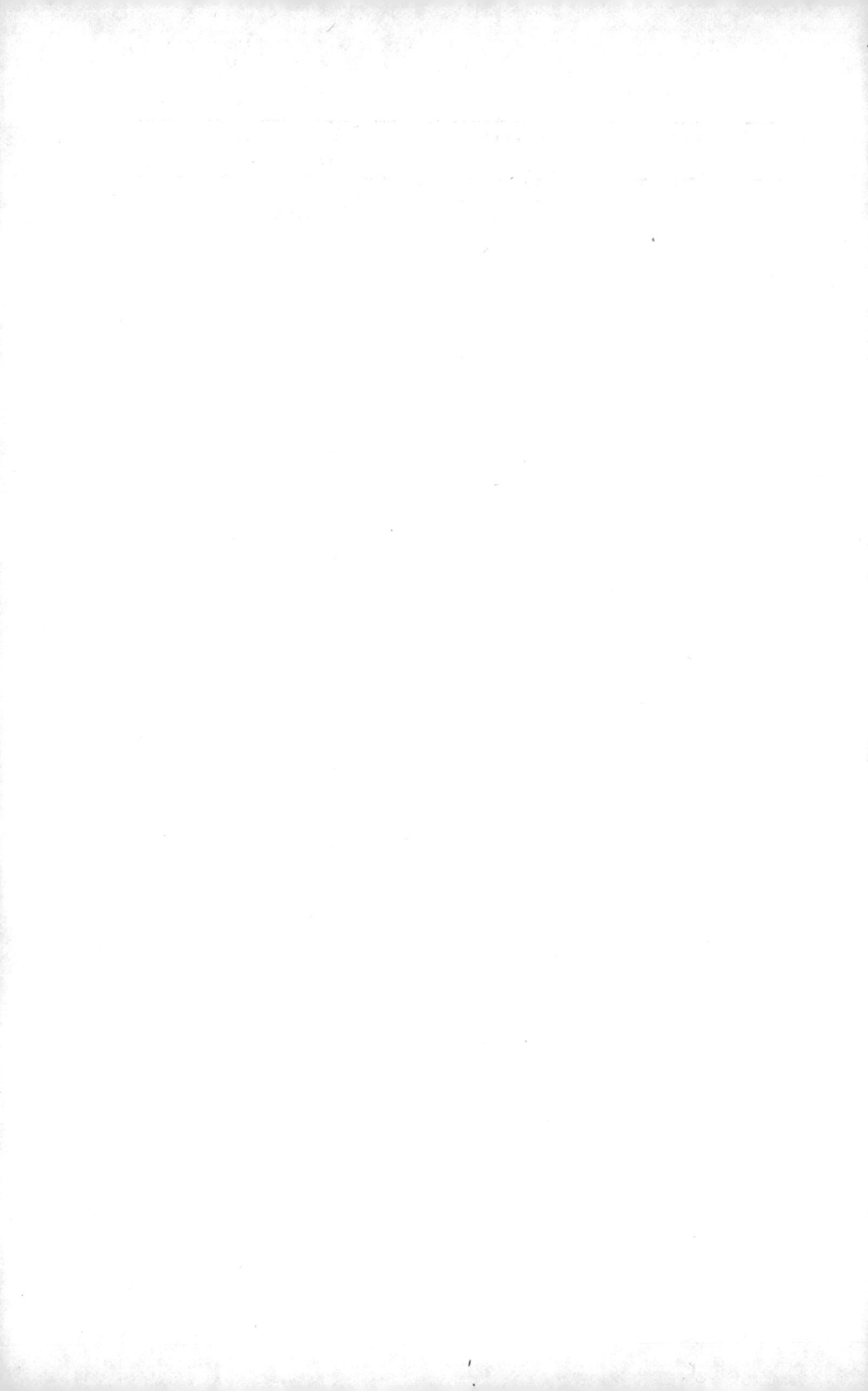

Arzneimittelverzeichnis

Die Kreislauferkrankungen
(Herz, Gefäße und Systemerkrankungen)
2. Auflage, 188 Seiten, kart. mit 2farb. Umschlag, DM 36,–

Mit dem vorliegenden Werk setzt der Autor seine bekannte Darstellung der klinischen Homöopathie fort und bereichert sie um eine weitere Krankheitsgruppe, die in den meisten homöopathischen Büchern zu kurz gekommen ist: die Kreislauferkrankung (Herz, Gefäße, Systemerkrankungen).
Wie bisher hat der Verfasser die gleichen Prinzipien befolgt, d.h. er hat das Werk als Lehrbuch wie als Nachschlagewerk für den täglichen Gebrauch in der Praxis zugleich angelegt. Es wird nicht nur den zahlreichen Hörern seiner Kurse eine willkommene Wiederholung und Ergänzung des Gelernten bringen, sondern dem Praktiker schlechthin Anregung und Hilfe sein.

Heilkunst in neuer Sicht
Ein Praxisbuch. 4. Auflage, 300 Seiten, kart. mit 2farb. Umschlag, DM 40,–

Das Buch ist außerordentlich interessant, zu persönlicher Stellungnahme anregend, lebendig und überzeugend geschrieben. Der Leser wird es nicht so schnell aus der Hand legen. Dem Schulmediziner sei es empfohlen, um sich mit den Argumenten Voegelis zu befassen und seinen eigenen Standpunkt zu überprüfen. Keiner, der sich mit der Homöopathie beschäftigen will, kann an diesem Werk vorübergehen, da es wohl zu den besten Büchern gehört, die über die Homöopathie geschrieben wurden.
„Der Landarzt"

Das ABC der Gesundheit
6. Auflage, II/91 Seiten, 1 Fragebogen, kart. mit 2farb. Umschlag, DM 14,–

Nachdem der Verfasser in kurzer aber prägnanter Form seinen Leser mit dem Geist und der Wirkungsweise der Homöopathie bekannt gemacht hat, bringt er Vorschriften und Empfehlungen über die Geisteshaltung und das übrige Verhalten des Kranken, der sich ohne Zeitverlust und unter möglicher Ersparung eigener unangenehmer Erfahrungen durch die Homöopathie heilen lassen will. Sodann geht der Verfasser auf die Wirkungsart und -dauer der homöopathischen Mittel ein und versucht an Hand von Ausführungen Kents das Ideal einer homöopathischen Behandlung hinzustellen. Zum Schluß folgen allgemeine Vorschriften sowie ein ausführlicher Fragebogen, an Hand dessen der Kranke sich Rechenschaft über seine Beobachtungen ablegen kann und soll. Das Buch wäre geeignet, Kranken, die gewissenhaft eine homöopathische Behandlung durchführen wollen, in die Hand gegeben zu werden.
Dr. H. in H.

Die korrekte homöopathische Behandlung
in der täglichen Praxis
Mit Repertorium. 5. Auflage, 100 Seiten, kart. mit 2farb. Umschlag, DM 14,–

In seinen Bemühungen, die Erkenntnisse seiner eigenen erfolgreichen Praxis auch anderen Kollegen zu vermitteln, hat Voegeli diese Abhandlung geschrieben. Es ist ein Einblick in die feinen Nuancen der homöopathischen Heilkunst, deren Beherrschung erst den Erfolg ausmacht. Voegeli zeigt die Anwendung der Homöopathie, wie er sie aufgefaßt wünscht, an einer Anzahl akuter Erkrankungen und den dazu passenden Mitteln, die die Anwendung der problematischen Antibiotica überflüssig machen. Wichtig ist auch das kurze Repertorium dazu und seine Angaben zur Dosierung.
Das Streben der homöopathischen Ärzte nach immer größerer Vervollständigung und Vertiefung ihrer Methode findet in dieser Schrift einen wichtigen Baustein.

Karl F. Haug Verlag · Heidelberg